名市大ブックス 5

医療の知識で自分を守る

~心臓・膵臓・前立腺ほか~

NCU

名古屋市立大学 編

医療の知識で自分を守る

名古屋市立大学病院　病院長
間瀬　光人

症状があって病気を疑ったら、病院に行きますよね。そこで診察や検査を受け、診断がついたらいよいよ治療開始です。

しかし病院に行けばなんとかなる、あとは医者任せ…ではいけません。われわれ医療者は、〝患者さんを治せる〟などと大それたことを思ってはいません。わたしたちにできることは、せいぜい〝手助け〟くらい。すべての病気において、そうなのです。たとえば、転んで切り傷ができたとしましょう。外科医は傷を縫合しますが、それはただ傷を糸で合わせただけです。傷をくっつかせ完全に治すのは、患者さん自身の力（治癒能力・回復力）です。

病気にはいろいろな種類があり、薬や手術で原因を完全に取り除くことができるものから、病状をコントロールして大事に至らないようにするもの、あるいは共存しながら生きていかねばならないものまでさまざまです。「特効薬」といわれる薬にも副作用があることがあり、外科手術は身体に多大な負担を与えることがあります。患者さんが自力でこれらを乗り越え修復することで、病気は治癒に向かいます。

治らない病気もたくさんあります。たとえば高血圧症。薬を飲めば血圧は下がりますが、体質が変わったのではなく、血圧を薬で下げているだけです。しかし、毎日忘れずに薬を飲み、血圧を正常化することにより、高血圧が引き起こす多くの合併症（動脈硬化の進行や出血など）を予防することができます。

つまり、病気の治療やコントロールの主役は、患者さん自身なのです。したがって、病気についての正しい知識は、予防に役立つだけでなく、病気になってしまったとき、それからの自分を守っていくためにとても大切です。中には苦しい治療もあるかもしれません。しかし、その向こうに「病気が治る、コントロールできる」という価値があるから、多くの患者さんが立ち向かいます。患者さんも、そしてわれわれ医療者も一緒になってがんばるのです。

名市大ブックスの今巻のタイトルは「医療の知識で自分を守る」です。病気になってしまったら、誰も身代りになってはくれません。どうしたら病気にならないか、あるいは病気の前触れや軽い症状を見逃さないようにするにはどうしたらいいか。病気になってしまったら、どう病気と向き合っていけばいいのか。そのためには正しい情報と知識が必要です。本書がそれに一役買うことができれば幸いです。

目次
Contents

脈の乱れに気をつけましょう！
～検脈のすすめ

医学研究科循環器内科学　准教授　瀬尾　由広

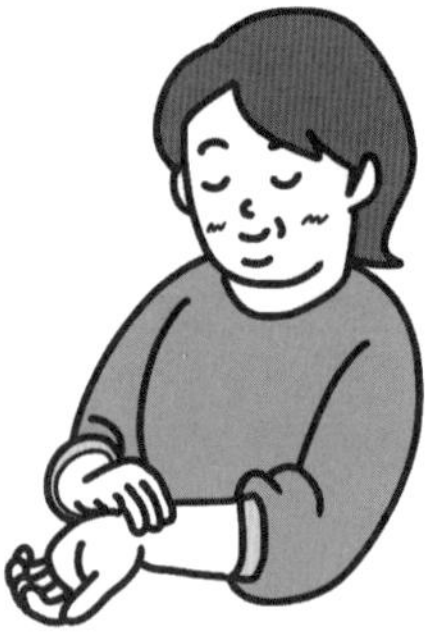

血圧に注意されている方は多いと思いますが、脈を気にされたことはありますか？　脈も生命に関わる重要な道しるべです。脈について、さまざまな話題を取り上げたいと思います。

ヒトは1日に10万回、脈を打っている

ヒトの心臓は、母親の体内にいるときから、絶えず働いています。脈は、心臓から送り出される血液によってつくられます。安静にしていると1分間に50回から80回ほど、運動したりすれば一気に増え、150回程度まで増加します。脈はこのように増えたり減ったりしますが、平均で1分間に70回ほど、1日では10万回ほど打っています。

動物が一生に打つ脈の回数はほぼ一定で、哺乳類では平均して20億回ほどです。ネズミの脈は1分間で500回、ゾウは20回ほどで、体の大きさが影響しています。

この事実に基づくと、ヒトは20数年ほどしか生きられないことになりますが、実際には80年以上も生きられます。これは、環境、栄養、そして医療の支えがあるためです。このように、ヒトは動物としては非常に多くの脈を生み出しており、脈が乱れるようになるのも不思議ではありません。

心臓は電気の力で動いている

次に、脈がどのようにつくられるのかを解説します。

図表1のように、心臓には4つの部屋があり、上側に左右の心房、下側に左右の心室があります。心臓の細胞に電気が伝わると、細胞が興奮し、心室全体が縮んで、血液を大動脈の方に押し出します。押し出された血液によって脈がつくられ、全身の動脈に伝わります。

電気を生み出すのは、右心房の上にある「洞《どう》」と呼ばれる場所です。洞は自律神経に支配され、寝ている間は1分間に50回、走ったときは120回程度と、必要に応じて脈の数を調整しています。つまり、洞がリズム取りとなって、脈をつくっているわけです。

心臓の検査で真っ先に思い浮かぶのは、心電図だと思います。心電図とは字のごとく、〝心臓の電気の流れを記録した図〟です。

洞で起きた電気は、電気を通す線維（電線のようなもの）に乗って、左右の心

図表1　心臓の構造

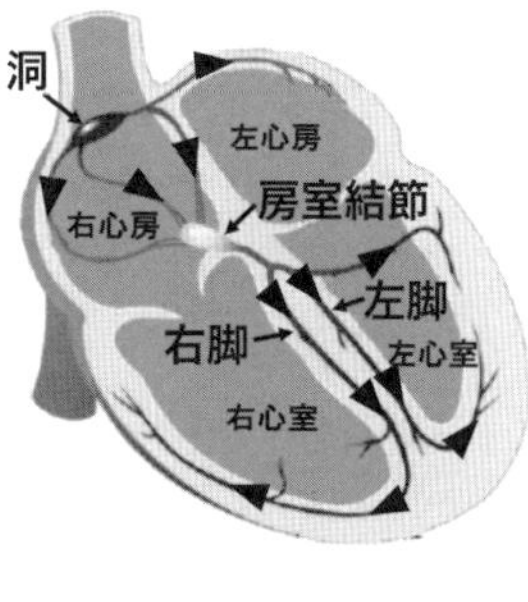

▲は電気の伝わる方向

房に広がります。この様子を心電図では、小さな波「Ｐ波」として記録します。心房に広がった電気は、心房と心室をつなぐ「房室結節」で伝わる速度を調節した後、心室にやってきます。そして、左右の心室の間にある「右脚」「左脚」と呼ばれる線維に乗って、心室全体に広がります。この様子は、とがった波「ＱＲＳ波」として記録されます。続いて、心室に伝わった電気が引いていく様子が、山型の波「Ｔ波」として記録されます。

心電図は、Ｐ波、ＱＲＳ波、Ｔ波として、心房から心室へ電気が広がる様子をくり返し記録することで、心臓の異常を見つけ出します。

検脈のすすめ

自分の脈が1分間に何回ほど打っているかを調べてみましょう。これを「検脈」といいます。

検脈は、写真1のように、利き手の人差し指、中指、薬指の3本を、片方の手首の親指側に置いて行います。この下には橈骨《とうこつ》動脈が走っており、脈を感じることができます。

脈を感じたら、1分間で何回打つかを数えましょう。1分間数えるのは大変だという場合は、15秒間または30秒間でも構いません。15秒間の脈の数を4倍、または30秒間の脈の数を2倍して、1分間の脈拍数とします。

最近は、血圧計をお持ちの方も多いと思います。血圧計では、血圧と一緒に脈

写真1　検脈の方法

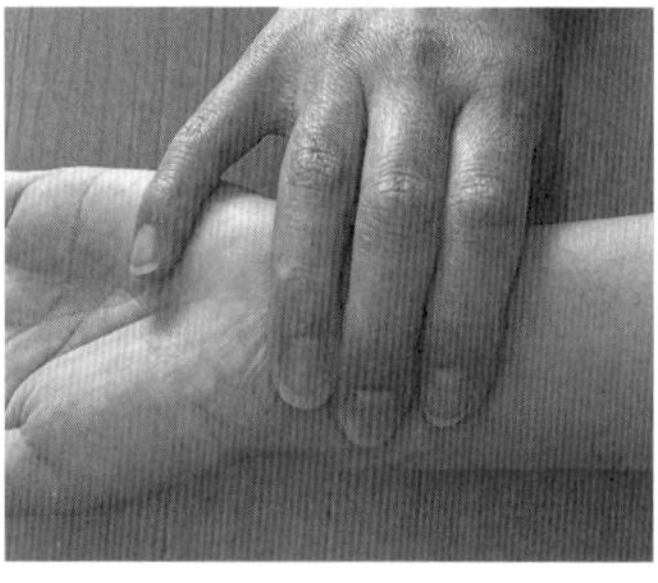

図表2　心電図で記録される電気の波

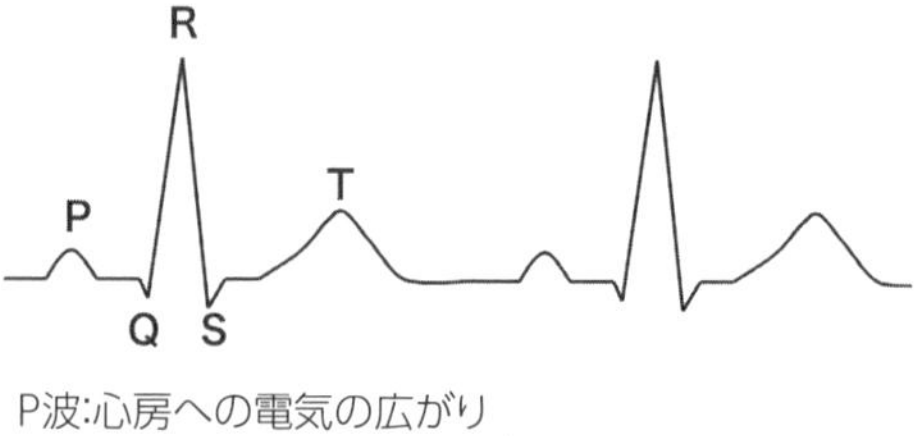

P波:心房への電気の広がり
QRS波:心室への電気の広がり
T波:心室から電気が引く様子

拍数も記録されますので、ぜひ確認してください。正常なときは、脈のリズムはほぼ一定です。1分間の脈拍数は50回から100回が正常とされ、60から80回の間になる方が多いと思います。

とても脈が遅いとき、とても脈が早いとき

1分間の脈を測ったら42回しかなかったという方、逆に120回もあったという方は、注意が必要かもしれません。ただし、体を動かした後や、緊張しているとき、熱があるときには、正常な方でも脈拍数が多くなります。一方、強い運動をする習慣のある方は、脈拍数が少ないことがあります。

脈がとても遅くなる原因で多いのは、「洞不全」です（図表3）。洞の働きが弱り、電気をつくる回数が少なくなることによるもので、高齢の方に多くみられます。脈が1分間に40回未満になると、息切れしたり、脳への血流が減ってめまいが起きたりします。洞が休みすぎて5秒以上心臓が止まると、気を失ってしまうこともあります。洞不全をお薬で治すのは難しく、脈を代わりに作る「ペースメーカー」という機械を植え込む（埋め込む）必要があります。

もうひとつ重要な病気に、房室結節の異常があります。房室結節の中で電線の役割を果たす線維が切れたようになり、心房から来た電気がブロックされるのです。このような異常を「房室ブロック」と呼びます。房室ブロックは、加齢のほかにもさまざまな原因で起こります。症状が出るほど脈が遅い場合は、ペースメー

図表3　洞不全の方の心電図

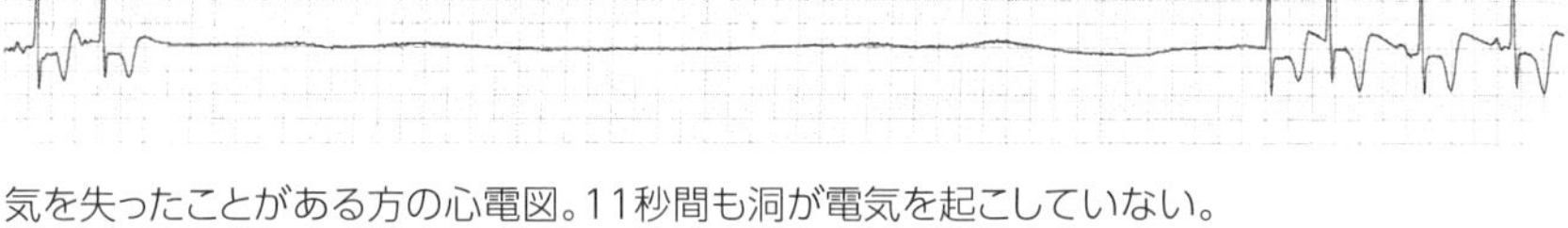

気を失ったことがある方の心電図。11秒間も洞が電気を起こしていない。
この方はペースメーカーの植え込みをされ、元気になった

カーによる治療が行われます。

なお、高血圧や心臓病で使われる降圧薬には、洞で電気をつくる回数を減らし、脈を遅くするものがあります。心配な方は、内服薬について主治医にご相談ください。

逆に、脈がとても早くなる異常もあります。脈拍数が１５０回程度になり、検脈では数え切れないこともあります。このような異常は発作的に起きることが多く、「頻脈《ひんみゃく》発作（図表４）」と呼ばれます。この発作が起きると、突然、非常に強い動《どう》悸《き》とともに、冷や汗が出たり、胸が痛くなったり、血圧が低下することがあります。そして、発作が終わるのも突然であることが特徴です。

原因の多くは、房室結節とは別にある、心房から心室へ電気を通す路（多くは先天的にできたもの）です。このもう一本の電気の通り路を「副伝導路」と呼びます。有名な病気に「ＷＰＷ症候群[※1]」があります。お薬で発作を抑えられることもありますが、根治させるには、カテーテルを用いて副伝導路を切断する手術が有効です。

ときどき脈が飛ぶ場合は？

病院を訪れる方の中に「脈が飛ぶ」という方がよくいらっしゃいます。検脈をすると、「トン、トン、トン、スーッ、トン」といった感じで、脈に間ができるとおっ

図表4　頻脈発作中の心電図

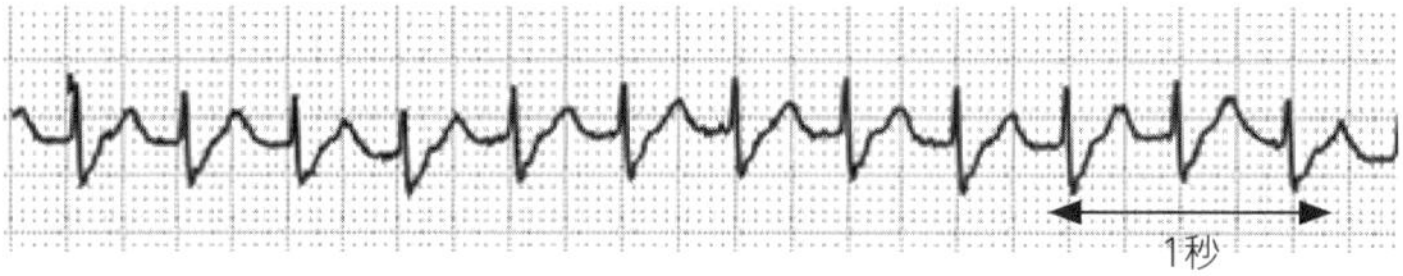

脈拍数は150回ほど。この方は、カテーテル治療を行い、頻脈発作がなくなった

しゃいます。なぜ、脈が飛ぶのでしょうか。

前述の通り、電気は洞で起こり、心房から心室の順に伝わります。一方、心臓は、心房や心室の壁などでも電気を起こすことがあります。この電気は、洞で脈をつくるリズムに関係なく起きてしまいます。

心房の壁で電気が起きた場合を考えてみましょう（図表5）。正常なＰ波、ＱＲＳ波、Ｔ波のくり返しの中に突然、ＱＲＳ波、Ｔ波が飛び込んできます。心室は通常、血液を十分溜めてから収縮します。しかしこの場合は、収縮直後に血液を溜める暇もなく、再び心室の収縮が起きてしまうので、空打ちのような状態となって脈がつくれません。この間を〝脈が飛ぶ〟と感じるのです。このような、タイミングの外れた収縮を「期外収縮」と呼びます。心房（上の部屋）で起きた電気が原因の不整脈は、「上室期外収縮」と呼びます。

心室の壁で電気が起きた場合は、正常なくり返しの中に突然、形の変わったＱＲＳ波とＴ波が飛び込んでくるような心電図が記録されます。正常とは違った路を通って心室に電気が広がるため、このような心電図になるのです。この場合も、心室が収縮した直後に再び心室の収縮が起きて脈がつくれず、脈が飛ぶと感じます。心室で起きた電気が原因なので、「心室期外収縮」と呼びます。

期外収縮は検診で指摘されることが最も多い不整脈で、一般的には良性な不整脈（寝不足、疲労、アルコール、カフェインの摂りすぎなど、自律神経の乱れによって起こるもの）ですが、心臓の病気が原因で起きることがあります。検診な

※1 ＷＰＷ症候群(Wolff-Parkinson-White症候群)

「ケント束」と呼ばれる副伝導路と房室結節の間で電気がグルグルと、1分間に150~300回にも周回する病気。ケント束は房室結節より速く左室へ電気を伝えるもので、周回している電気の一部またはすべてが心室に伝わると、頻脈発作が起きる。

一部の患者では、発作が出ていない場合でも、ケント束を通って心室に電気が伝わっており、これがデルタ波と呼ばれる波形としてＱＲＳ部分に認められると、診断の契機となる（心電図の囲んだ部分）。ＷＰＷ症候群と診断されても、一生発作を起こさない方もいる。

WPW症候群

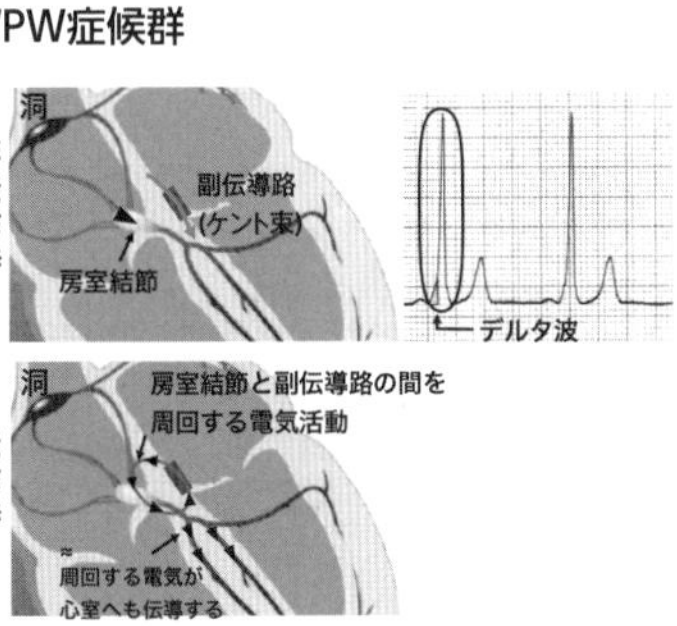

どで指摘された場合には、専門の医師にご相談ください。

特に、心室期外収縮が頻回に起きたり、心室期外収縮が3つ以上連なって起きたりする場合には、生命に関わる不整脈を起こす可能性がありますので、放置しないでください。

脈がバラバラだったら、すぐに医療機関へ

上室期外収縮や心室期外収縮が頻回に出ると、脈がバラバラになることがありますが、最も心配されるのは「心房細動」という不整脈です（図表6）。字のごとく、心房が細かく震えたようになります。主に、左心房につながった肺静脈の中で異常な電気活動が起きることによるもので、非常に多くの上室期外収縮が絶え間なく起きているような状況から、脈がバラバラになります。

心房細動の初期では、発作的に数十秒から数時間不整脈が続き、元に戻ります。しかし、徐々に発作がちょくちょく起きるようになり、その時間も長くなっていきます。やがては常時心房細動が続くような状態になることが、少なくありません。

心房細動には、心配される合併症が2つあります。ひとつは脳梗塞、もうひとつは心不全です。

まずは脳梗塞について説明します。本シリーズではたびたび「血栓」に起因す

図表5　上室期外収縮と心室期外収縮

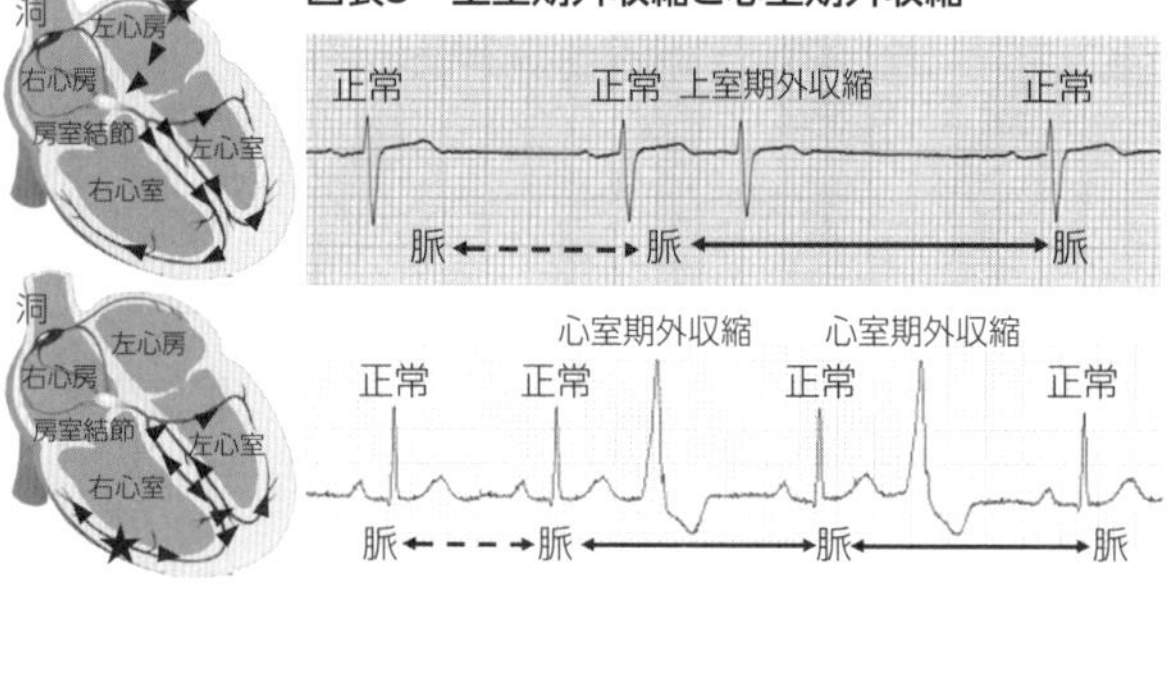

上は上室期外収縮、下は心室期外収縮の心電図。左の図は、それぞれの電気の伝わり方を、★印は電気の起きる場所を示す。心電図の破線矢印は正常な場合の脈を感じる間隔で、期外収縮が起きると脈と脈の間隔が長くなる。この長くなった時間を「脈が飛んだ」と感じる

る病気が紹介されていますが、心房細動では血栓ができやすくなります。心房細動が起きると、左心房が細かく震えたような状態になります。そうすると、左心房の端の方では、血液がよどみやすくなります。血液はよどむと固まりやすくなり、血栓ができます。

左心房には「左心耳《さしんじ》」（図表7）と呼ばれる構造物がついていますが、袋状なので血液が非常によどみやすく、不幸なことに、血栓ができるうってつけの場所といえます。事実、ほとんどの血栓は左心耳の中でできます。

はがれた血栓は、左心室から大動脈を経由して脳の血管に至り、そこで詰まってしまいます。脳梗塞の4分の1は心臓の血栓によるといわれており、心房細動は脳梗塞の重要な原因のひとつです。短時間の心房細動発作でも、血栓ができることがあります。特に心臓病がある方、高齢の方、高血圧や糖尿病をお持ちの方、脳梗塞をされたことのある方では、血栓による脳梗塞の危険性が高くなります。

心不全※2は、もともと心臓病をお持ちの方に心房細動が起きた場合に、急激に血の巡りが悪くなり、肺に水が溜まったり、足がむくんだりして起こります。ずっと心房細動がある方で、徐々に心臓の働きが悪くなり、心不全を起こすこともあります。

また、10年以上も心房細動が続くと、左心房についている僧帽《そうぼう》弁や、右心房についている三尖《さんせん》弁（図表8）がきちんと閉まらなくなり、血液が逆流する「弁膜症」を生じることがあります。

図表6　心房細動の心電図

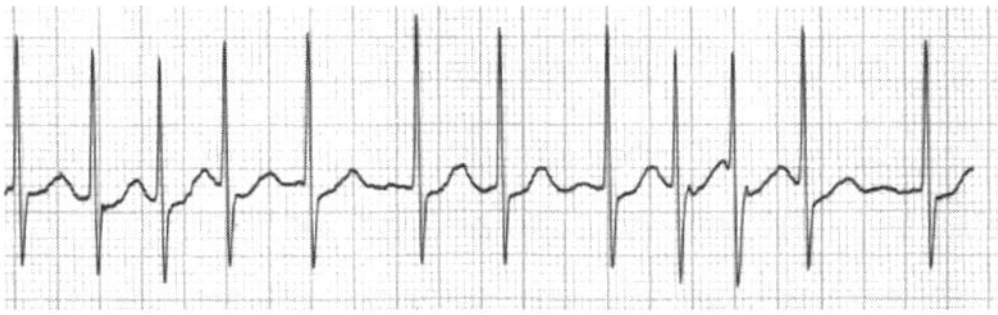

心電図のQRS波の間隔がバラバラになっている。また、非常に脈が早くなることが、多くある

図表7　左心耳

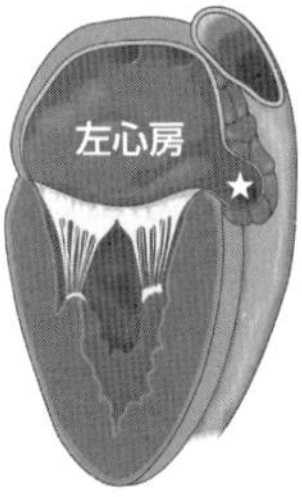

左心房の端にある袋状の構造（★印）が左心耳。胎児期の初期に心房だったところで、目立った機能、役割はない

このように、心房細動を生じると、生活に支障をきたしたり、生命に関わる合併症を生じたりすることがあります。検脈で脈がバラバラだなと感じたときや、検診で心房細動を指摘された場合には、絶対に放置せず、できるだけ早く医療機関を受診するようにしましょう。

※2 心不全
心臓が悪いために、息切れやむくみが起こり、だんだん悪くなり、生命を縮める病気。

心房細動の予防と治療について

心房細動は、加齢とともに患者数が増えます。70歳以降では15%程度の方が患う、非常に多い不整脈です。

心房細動の発症には、肥満、高血圧、糖尿病、慢性腎臓病などのメタボリック症候群や、アルコール多飲などの生活習慣が関わっています。中年以降の方は、生活習慣を見直し、心房細動のリスクを減らすことが大切です。

心房細動になってしまったら、まず血栓をできにくくして、脳梗塞を予防します。そのために服用するのが「抗凝固薬」ですが、血栓を予防する一方で、出血した場合には血液が固まりにくくなるので、注意が必要です。

脈については主に内服薬で、バラバラなまま脈が早くなるのを防ぐ場合と、脈を正常に戻す場合とがあります。ただし、後者は再発率が高く、副作用も心配されます。

そこで現在広く行われるようになったのが、カテーテルを使った治療法です。

図表8　僧帽弁と三尖弁

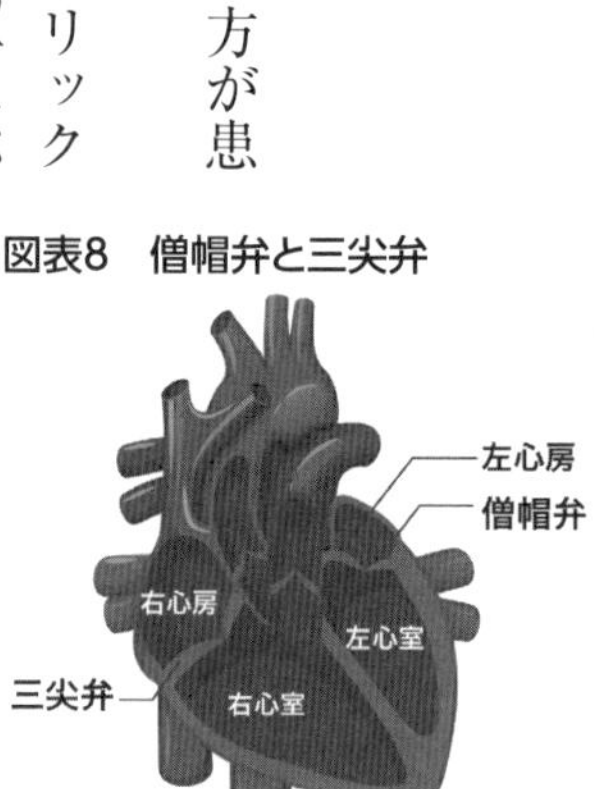

心房細動の原因となる異常な電気活動は、前述の通り、左心房につながった肺静脈内から起きます。カテーテル治療[※3]では、肺静脈と左心房がつながっている部分に熱を加えたり、逆に冷やしたりして、組織にダメージを与えます。その結果、肺静脈から左心房へ電気が伝わらなくなり、心房細動が起こらなくなります。カテーテル治療でも再発はありますが、お薬に比べると再発率は低く抑えられます。

ただし、心房細動になってからあまりに長時間経っている場合や、左心房の障害が強い場合は、カテーテルによる治療も難しい場合があります。早期であれば治療成績もよいので、早期診断、早期治療がカギになります。とにかく、脈に異常を感じたときは、早めに医療機関を受診しましょう。

※3 心房細動のカテーテル治療

左心房には左右2本ずつ、計4本の肺静脈がつながっており、各接合部(輪の部分)で電気のつながりを遮断して、異常な電気が肺静脈から左房に伝わらないようにする。

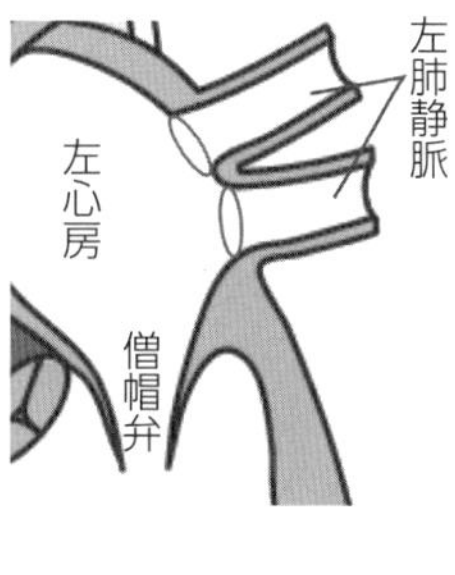

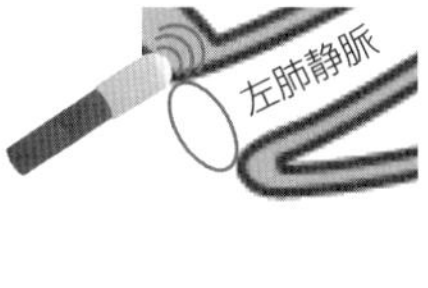

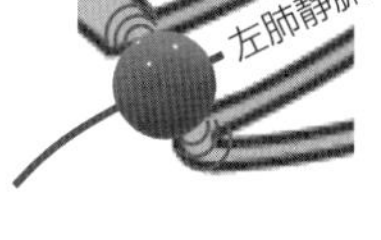

左上図の治療法では、接合部にカテーテルを360度点状にあて、高周波電流を流して焼く(アブレーション)。

左下図の治療法では、肺静脈の接合部にはめ込んだ風船にマイナス60℃の冷却ガスを入れ、組織を冷凍することによって障害を与える。

静かなる暗殺者・動脈瘤《りゅう》を識《し》る

医学研究科心臓血管外科学　教授　須田 久雄

なんの前触れもなく、突然命を奪い取る〝サイレントキラー〟動脈瘤。大動脈瘤で命を落とす方は年々増えています。識ることで正しく予防し、正しくつきあっていきましょう。心臓血管外科外来での患者さんと担当医との会話を思い描きながら、Q&A形式でお話を進めます。

動脈瘤ってどんな病気？

担当医：今日はどうされました？

患者さん：「CT検査を受けたら大動脈瘤ができているといわれ、専門の医者に診てもらうよう勧められて来ました。昨晩は心配で眠れませんでした。どんな病気なのですか？」

担当医：わかりました。まずはどんなご病気かをご説明します。

大動脈は、心臓から送り出された血液が通るパイプ、いわば水道管です。最も

図表1　大動脈瘤・解離による日本人の死亡数と死亡率

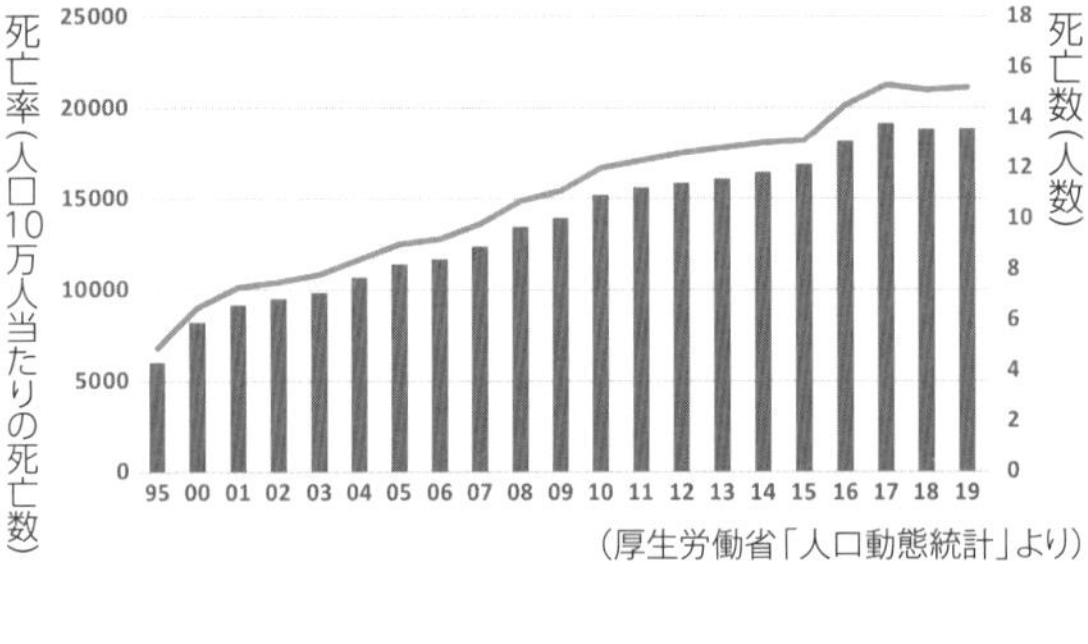

（厚生労働省「人口動態統計」より）

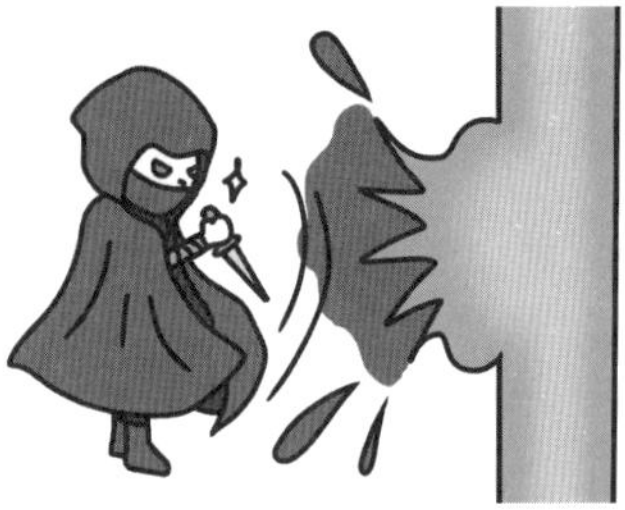

大きな水道管である大動脈は、樹木のように枝分かれしながら、体の至るところまで血液を運んでいます。

大動脈は、心臓から上向きに出たあと（上行大動脈）、頭や両腕などに血液を送る3本の枝を出しながら弓状に背中に大きくカーブして（弓部大動脈）、背骨に沿って背中を通り（下行大動脈）、腹部に降りていきます（図表2）。

大動脈には高い圧（いわゆる血圧）がかかっており、弱いところがあると風船（こぶ）のように膨れます。この膨れた状態を「大動脈瘤」と呼びます。体格にもよりますが、大動脈の直径は通常20～25㎜といわれており、その1・5倍の大きさになると大動脈瘤と診断されます。大動脈瘤はどの部位にでもできる可能性があり、できた場所によって「○○大動脈瘤」と呼ばれます（図表3）。

発見しにくい動脈瘤、破裂すれば十中八九死に至る

患者さん：「痛みもかゆみもありません…。健康診断も今までずっと受けてきたのに、どうして見つからなかったのでしょう？」

担当医：血管が膨れても、自覚症状はほとんどありません。

動脈瘤が大きくなると、周りの臓器を圧迫して症状が出ることもあります。たとえば大動脈瘤がのどの神経（反回神経）を圧迫すると、声がかすれる（嗄声《させい》）症状が出ることがあります。また、動脈瘤が食道を圧迫して固いものが通りにくい（嚥下《えんげ》困難）、おなかがドクドクする感じがする、などといった症状で内科を

図表2　大動脈

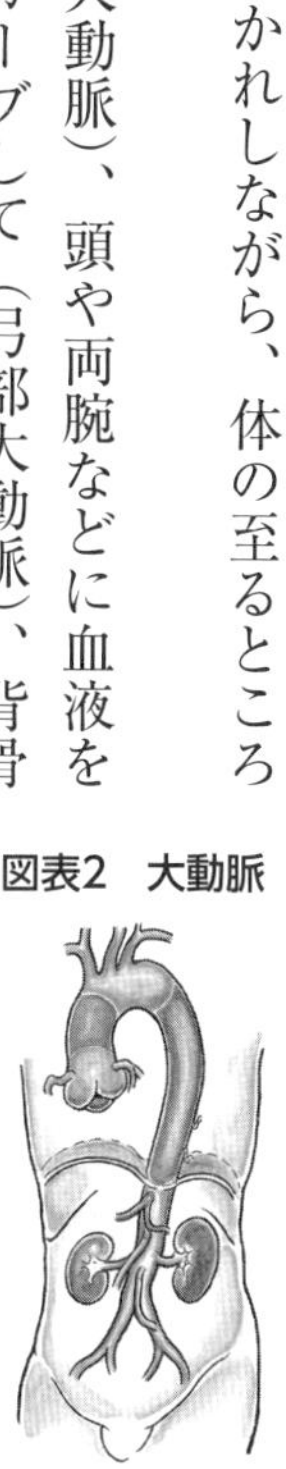

図表3　大動脈瘤の発生場所による分類

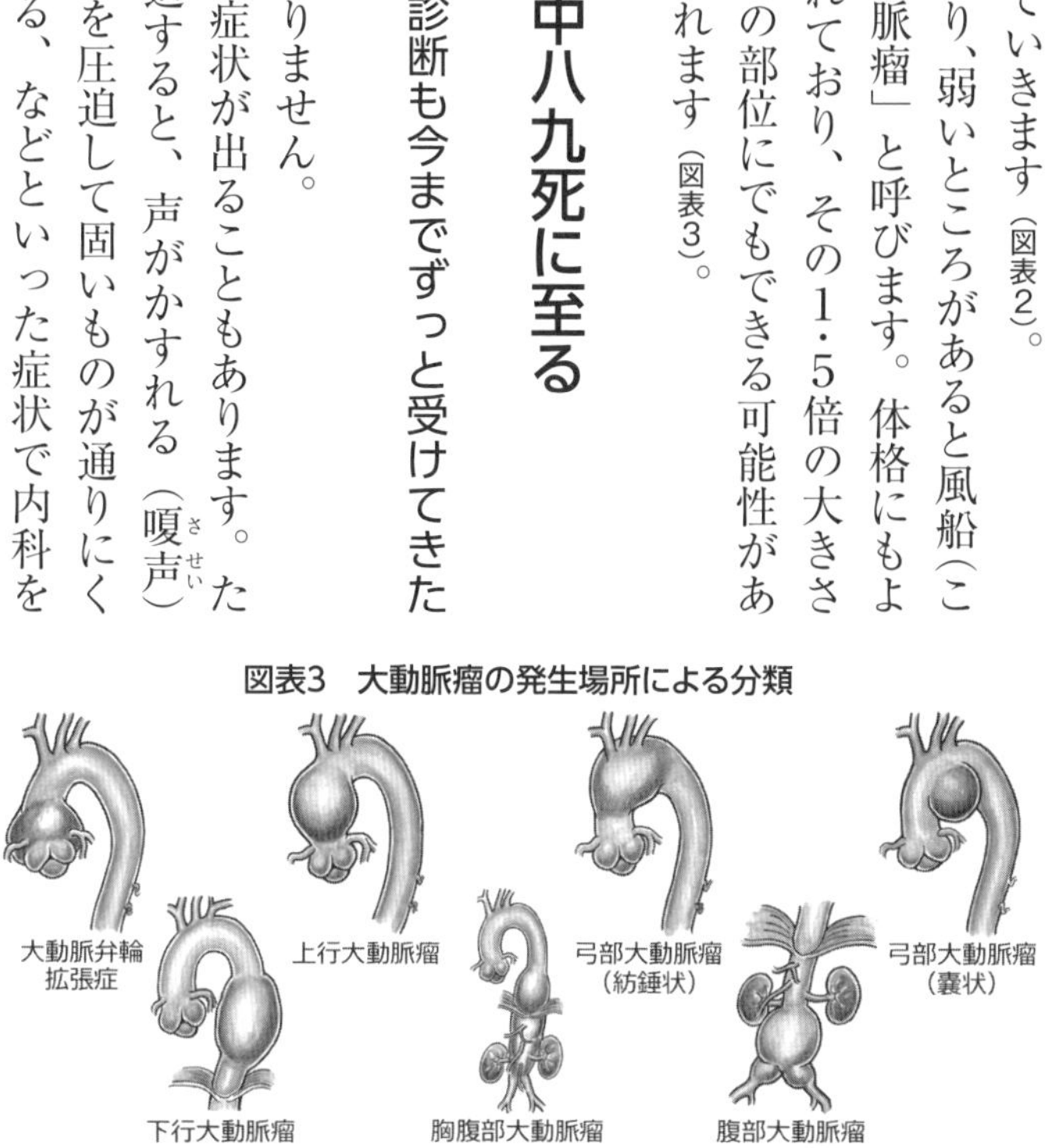

受診される方もおみえです。

しかし、通常の健康診断で発見することは残念ながら難しく、今回のようにほかの病気でCT検査をしたらたまたま見つかった、という方がほとんどです(写真1・2)。

「ほかの病気があったから動脈瘤が見つかった」、これはまさに一病息災です。早く見つかってよかった、と思ってください。

患者さん：「動脈瘤はどうしてできるのですか？」

担当医：主な原因は、コレステロールや脂肪性物質が血管に溜まることによって動脈壁がもろくなる〝動脈硬化〟です。高血圧、糖尿病、肥満といった動脈硬化を起こしやすいメタボリックシンドロームの方は、動脈瘤の予備軍だと思ってください。また、喫煙者は動脈瘤ができやすいだけでなく、動脈瘤が大きくなるスピードも速いといわれています。

一方、原因がはっきりしないものもあり、遺伝的に血管がもろい（結合織組織障害）方もいますし、外傷や炎症・感染が原因という特殊な動脈瘤もあります。

患者さん：「動脈瘤をほっておくと、どうなりますか？」

担当医：水道管が膨れてしまっているわけですから、最も怖いのは水道管の…そうです、破裂ですよね。破裂した場合には「五分五分の法則」があるといわれています。

写真1　胸部のレントゲン写真

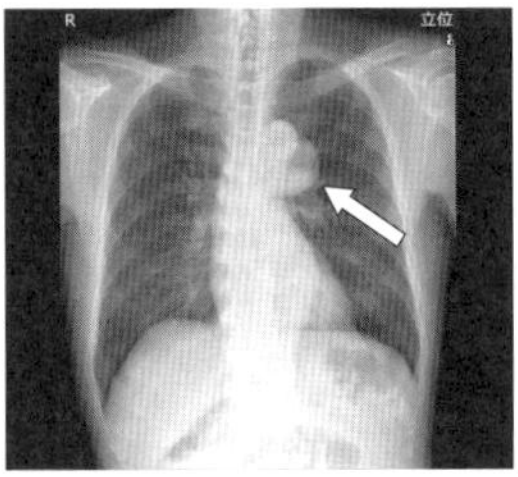

胸部(弓部)大動脈瘤の突出した影が見える

写真2　胸部のCT画像

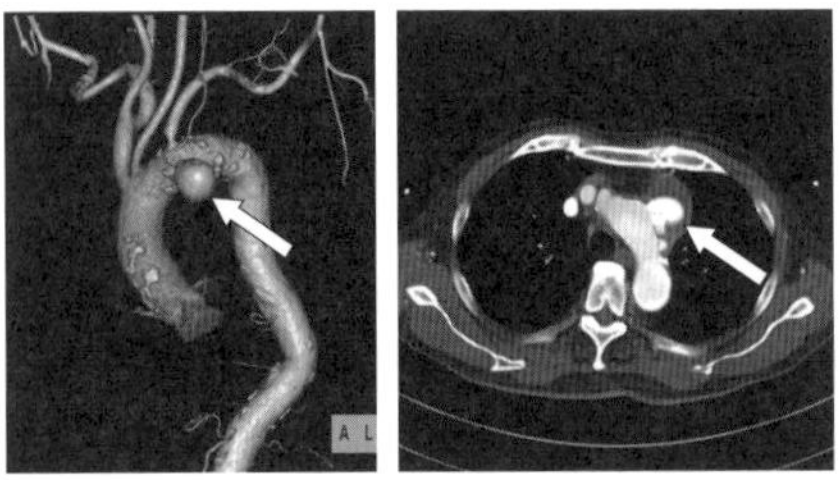

3D画像で胸部大動脈瘤が鮮明に確認できる

つまり、破裂した患者さん10人のうち5人の方は、ご自宅か救急車の中で（病院にたどり着く前に）命が絶えてしまいます。幸い病院にたどり着いた5人の方のうち、治療が間に合うのがその半分の2、3人、治療が成功して後遺症なく退院できる方はそのまた半分…つまりいったん破裂すれば十中八九命がないという、まさに〝静かなる暗殺者〟なのです。

どんな動脈瘤が危険な〝時限爆弾〟なのか

患者さん：「動脈瘤が小さくなるお薬はありませんか？手術はなるべくしたくないです。手術しないでいい方法はありませんか？」

担当医：残念ながら、いったん大きくなった大動脈瘤を小さくするお薬はありません。今日は動脈瘤が〝時限爆弾〟なのか〝不発弾〟なのか、専門家の意見を聞くように…ということでこちらに紹介されたのです。

ではどんな瘤が破れやすいのか、一緒に考えてみましょう。

①大きさ：当然ながら大きいほど危険ですよね。血管の大きさ（直径）が通常の倍を超えると、破裂の警報が出ると思ってください。胸部大動脈で6㎝、腹部で5㎝を超えると注意信号が出ることになっています。

②変化：同じ直径5㎝でも、その大きさでここ何年も変わりなく過ごしていたの

か、あるいは徐々にサイズが大きくなってきているのか…。年とともに大きくなっている方が危ないことは、おわかりになると思います。

③形：お餅を想像してみてください。なだらかな（紡錘状）瘤《こぶ》と、ポコッと飛び出している（嚢《のう》状）瘤では、どちらが破裂しやすいでしょうか？　後者であることも、容易におわかりいただけると思います（図表4）。

危険なのはわかりやすく、「サイズが大きく、成長し続けていて、形が悪い瘤」です（図表5）。この危険信号を満たす瘤（時限爆弾）は、無症状でも治療をお勧めしています。一方、基準を満たさない瘤については、「寝た子は起こさないことにしましょう。経過をみて、大きくなってきたらそのとき考えましょう」とお伝えしています。

くり返しますが、破裂しないように努力する（血圧を下げる）ことはできても、いったん大きくなった大動脈瘤を小さくするお薬はありません。従って、時限爆弾は破裂する前に手術することをお勧めします。手術には、①動脈瘤を切除して人工血管に置き換える手術と、②カテーテルで動脈瘤の中から裏打ちをする「ステントグラフト治療」の2種類があります。そのどちらかをご本人に選んでいただきます。

図表4　大動脈瘤の形による分類

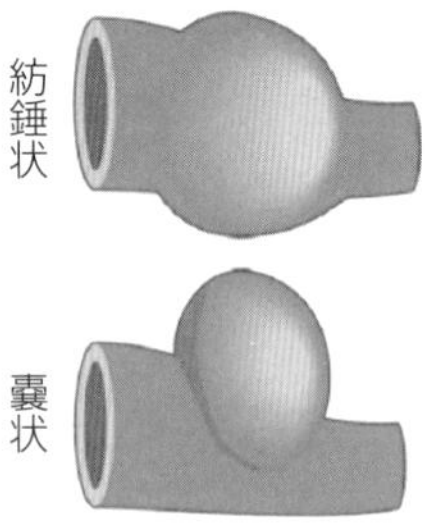

図表5　治療が必要な動脈瘤とは

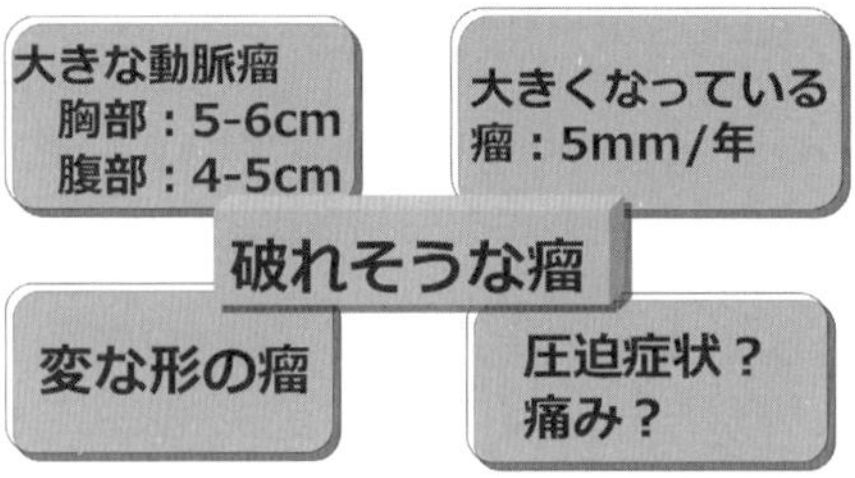

2種類の治療法

患者さん：「どちらかの治療を選べといわれても…2つの治療法の利点と欠点を教えてください」

担当医：ごもっともです。それでは2つの治療法をくわしくご説明します。治療法が2つあるということは、それぞれ長所短所があるということです。

①人工血管に置き換える手術（図表6）：動脈瘤を取り除くので、完全な治療（根治手術）といえます。しかし、手術ですから、お体にはそれなりに大きな負担がかかるため、ご本人の体力との相談になります。

②ステントグラフト治療（図表7・8）：「ステントグラフト」というパイプを、カテーテルを使って動脈瘤の内側に埋め込むことで、破裂を予防します。足のつけ根の血管からカテーテルを入れて行う治療で、傷も小さく済みますし（4〜5㎝）、場合によっては局所麻酔でも行えます。そのためお体の負担は軽いのですが、動脈瘤を取り除くわけではないので、のちのち動脈瘤への血液の漏れ（エンドリーク）がある場合は追加の治療が必要となることがあります。

一方の治療法の長所はもう一方の短所で、両方を天秤《てんびん》にかけて選んでもらうことになります。お若く元気な方には①の手術を、ご高齢で大きな傷が入る手術は体の

図表7　ステントグラフト治療

ステント
材質
ステンレススチール、
ナイチノール

グラフト（人工血管）
材質
ポリエステル、
ePTFE

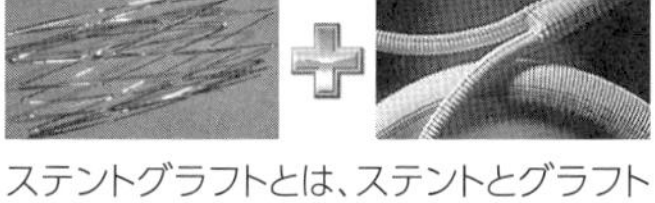

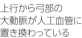

ステントグラフトとは、ステントとグラフトを組み合わせて作成されたもので、大腿動脈から挿入し、患部で拡げて瘤への血流を遮断させる

図表6　人工血管置換手術

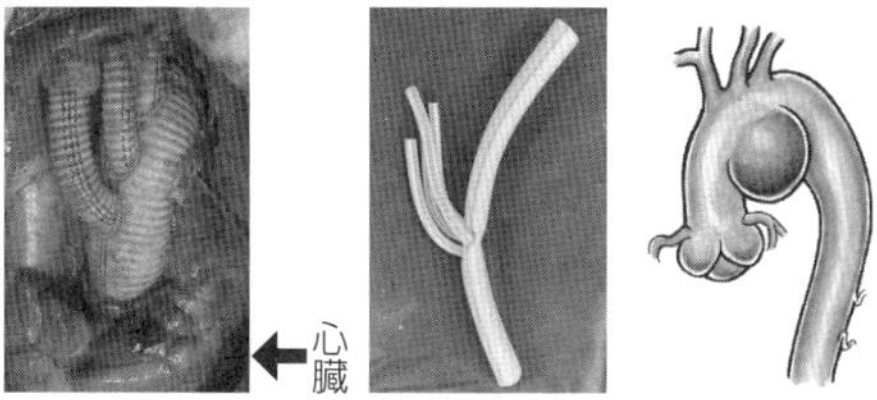

上行から弓部の大動脈が人工血管に置き換わっている

使用する枝つき人工血管

弓部大動脈瘤

負担が大きいという方には②のカテーテル治療を、お勧めするのが一般的です。動脈瘤の場所や大動脈の性状によって、どちらの治療が向いているのか専門家みんなでも検討します。まさにここがわれわれ専門家の出番だと思ってください（図表9）。

専門家はさまざまなことを総合的に判断し、患者さんと治療法をご相談します。たとえば、先ほど動脈瘤の原因のほとんどは動脈硬化であるとお話ししましたが、動脈硬化が大動脈に起こったので動脈瘤ができたわけです。これが脳の血管に起きていれば脳梗塞、心臓の栄養血管なら心筋梗塞になります。つまり、脳梗塞や心筋梗塞は、動脈瘤と親戚の病気なのです。このようなほかの動脈硬化の病気をお持ちかどうかによって、治療の優先順位や治療法は慎重に検討されます。ですから、動脈瘤で外来を受診されると、脳や心臓の検査も必要になるのです。

患者さん：「治療は安全ですか？治療が命に関わることはありませんか？」

担当医：いかなる治療も100%安全ということはありません。大動脈瘤はそもそも命に関わる〝大病〟ですから、その治療はなおさら、「絶対に安全」とはいえません。しかし、しっかり検査を行い、万全の準備のもとであれば、十分安全な治療だとはいうことができます。実際、99%以上の方が、元気に退院されています。

しかし、破裂が起こってしまい、不十分な準備で緊急治療となった場合は、救命できるのは五分五分であるうえ、救命できたとしても大きな後遺症が残る危険性が少なくありません。ですから、時限爆弾の動脈瘤なら、症状がなくとも破裂する前に治療することをお勧めしています。

図表9　大動脈瘤に対する日本での治療選択の基準

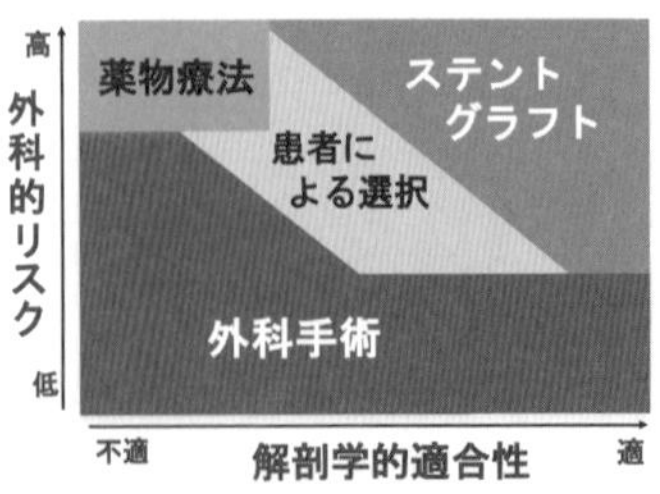

図表8　ステントグラフト治療

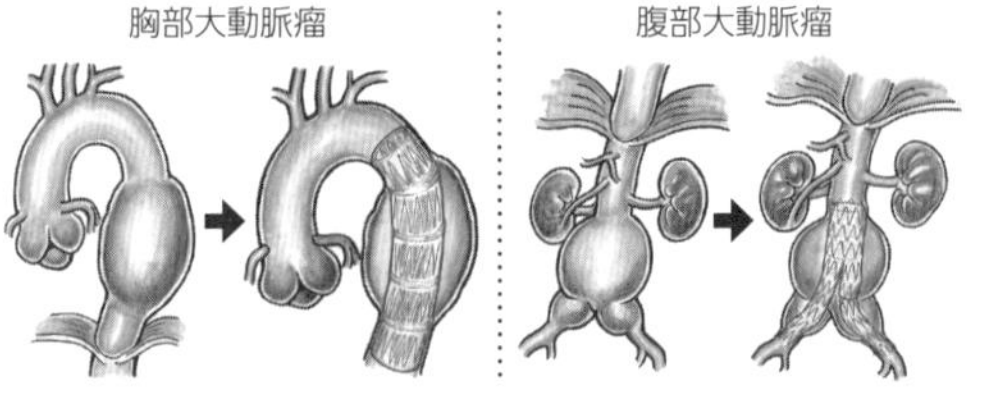

目的：瘤破裂を防止（瘤を取るわけではない）
・瘤への血流、血圧を遮断する
・瘤が縮小し、拡大を防止できれば破裂の危険性がなくなる

治療後の生活はどうなる？

患者さん：「入院期間はどれくらいですか？治療の後にやってはいけないこと、気をつけることはありますか？」

担当医：十分な準備をしたうえでの治療であれば、①の手術では術後1週間、②の治療では術後4、5日で元気に歩いて退院される方がほとんどです。いったん治療が無事に終われば、日常生活での制限はまったくありません。今までと同様の生活・運動が可能です。

患者さん：「定期検査のための通院が必要ですか？人工血管の寿命はどれくらいですか？交換が必要ですか？」

担当医：手術に使用する人工血管が開発されて60年以上が経過し、その間さまざまな改良が加えられ、長期の耐久性はとても向上しています。一度置き換えたら、交換は不要だと思ってください。

ステントグラフトに用いられる人工血管も同様の素材で作られていますので、耐久性は同様といえますが、比較的新しい治療であるがゆえ、長期にわたる安定性は明らかではなく、定期的な検査が必要です。先にも述べたように、血液が漏れて追加の治療が必要となることもあります。年1回程度のCTによる定期検査をお願いしています。

【大動脈瘤が破裂した場合の後遺症】

肺炎や心不全など挙げればきりがありませんが、救命できても後々困る後遺症としては、脳梗塞で寝たきりになる、腎臓の機能が低下して透析が必要になる、ということが代表的なものとして挙げられます。

もっと怖い大動脈解離のお話　～大動脈解離を識る～

さて、今までは動脈硬化による〝真性〟動脈瘤についてお話ししてきました。これとは異なる、何の前兆もなく突然襲いかかる病気の代表「急性大動脈解離」についても、ぜひお聞きください。

夫が救急車で救命救急センターに運ばれた、奥さんを思い浮かべてください。

奥さん：「主人は昨日もゴルフに行っていて、今朝までまったく元気でした。それが突然、胸から背中が痛いと言って苦しんでいます。とにかく尋常ではない気がしますし、本人も〝こんな痛みは初めてだ〟と言っています。健康診断では血圧が高いと言われていましたが、医者嫌いでお薬も飲んでいません」

担当医：大切なキーワードを2つ伺いました。①今まで経験したことのない痛み、②無治療の高血圧。この言葉でわれわれは即座に「急性大動脈解離」という、最も怖い病気を連想します。

奥さん：「それはどんな病気ですか？」

担当医：大動脈は、内膜・中膜・外膜の3層構造になっています。血液の通る側から内膜、外側が外膜、その間にあるのが中膜です。

大動脈解離とは、大動脈の内膜になんらかの原因で亀裂が入り、もともとは大

図表10　内膜・中膜・外膜の三層構造

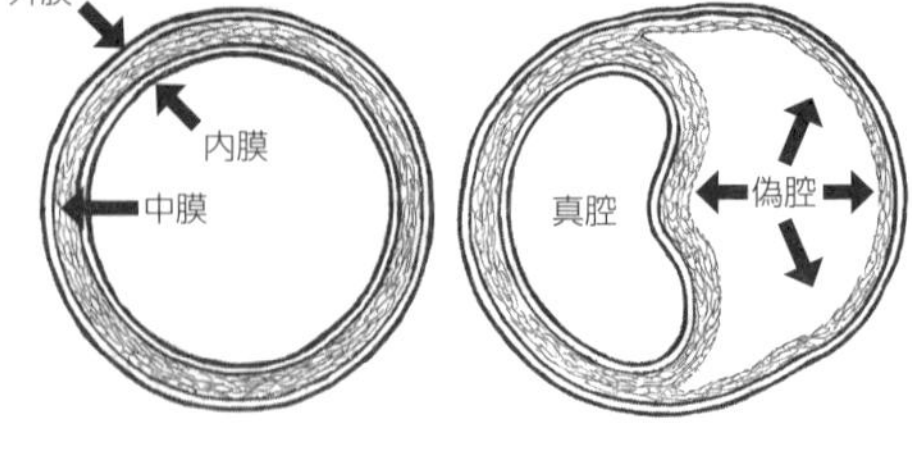

大動脈は、内膜・中膜・外膜の三層構造。大動脈の内膜に何らかの原因で亀裂が入り、もともとは大動脈の壁であった中膜に血液が流れ込んで膨らむ。
真腔：もともとの大動脈
偽腔：裂けてできた新しい血液の流れ道

動脈の壁であった中膜に血液が流れ込むことで中膜が膨らみ、大動脈の中に別の流れ道ができる状態です。この膨らんだ部分を「偽腔：にせの腔（解離腔）」、本来の通り道を「真腔：ほんとうの腔」といいます。偽腔の外には薄い外膜しかないので、血圧に負けると外膜が破れて出血し、命の危険が迫ります（図表10・11）。

奥さん：「前触れはないのですか？　原因はなんですか？」

担当医：まったく前兆はなく、突然発症します。
　大動脈解離が起こる最も大きな要因は、無治療の高血圧といわれており、血圧のお薬をきちんと飲んでいない方も危険です。遺伝的に解離が起こりやすい患者さんもいらっしゃいます。ちなみに、大動脈解離は1年間で1万人中3～4人が発症するといわれています。

奥さん：「手術が必要ですか？」

担当医：大動脈解離は、大動脈の裂け目がどこにあるのかによって「A型」と「B型」に分類されます（写真3）。心臓から出てすぐの「上行大動脈」に解離があるA型は、心臓の周りに血液が溜まること（心タンポナーデ）で心臓が圧迫され、あっという間に命を落とすため、緊急手術が必要です（図表12）。1時間に1％ずつ死亡率が上昇するといわれており、48時間以内におよそ半分の患者さんが亡くなることになります。手術は上行もしくは弓部大動脈まで人工血管に置換します。

一方B型は、解離が幸い心臓から離れた部位にあり、心タンポナーデの危険性

写真3　A型急性大動脈解離のCT

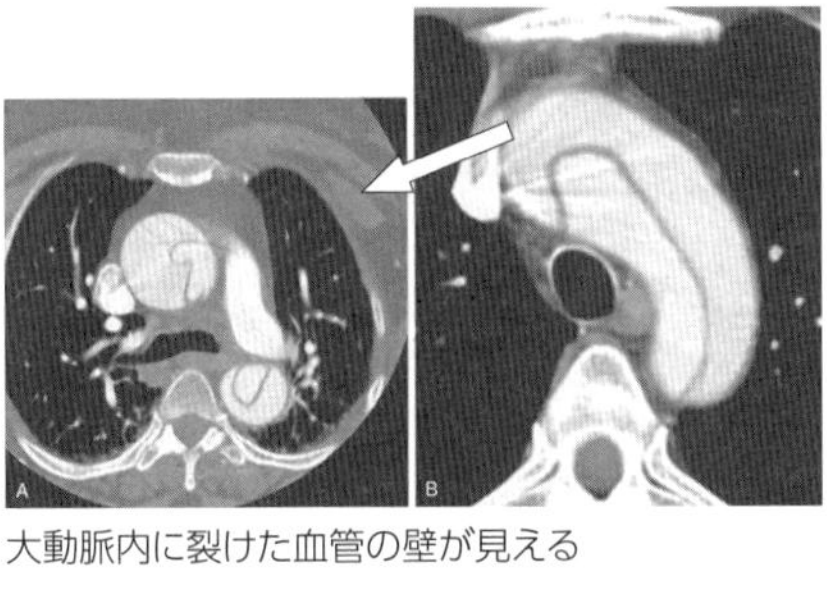

大動脈内に裂けた血管の壁が見える

図表11　大動脈解離

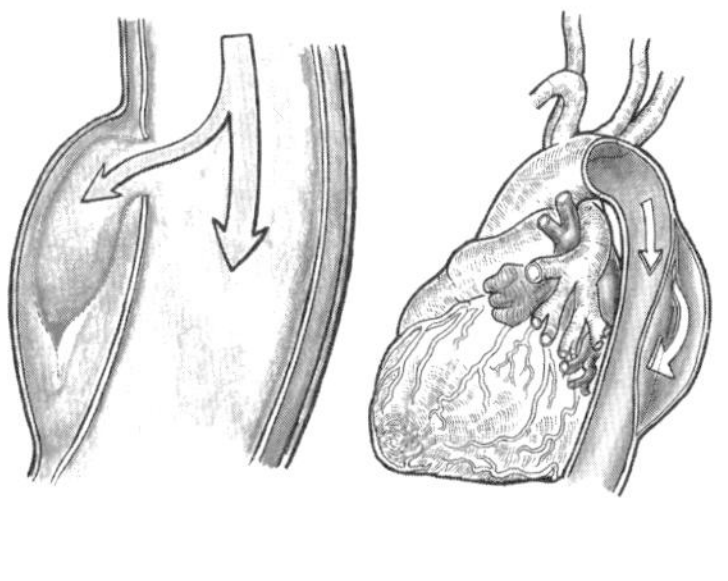

がないことから、多くは手術不要で、厳重な薬物治療（血圧を下げて安静を保つ）が可能です。破裂の危険があるか、内臓の栄養血管の血流障害がある場合は、近年ではステントグラフト治療が積極的に行われるようになりました。

最後にひと言

「子や孫に迷惑かけないように元気に、そしてぽっくり逝《い》きたい」というみなさんのお気持ちはよくわかります。しかし、動脈瘤の破裂や大動脈解離は、血管が裂けたり引き延ばされる、激烈な痛みを伴います。緊急手術で仮に一命をとりとめても、多くの後遺症に悩まされることが少なくありません。

従って、予防が何よりも肝心です。動脈硬化による〝真性〟大動脈瘤も急性大動脈解離も、諸悪の根源は高血圧です。予防も術後の養生も、とにかく血圧調節が最も大事です。

動脈瘤をいたずらに恐れず、きちんと理解して早めの予防、治療をすることで、上手におつきあいください。わからないことはすべてじっくりお話しして、皆様のニーズにあった治療を提供します。わたしたち医療者は、静かなる暗殺者からみなさまの命を守るため、努力します（図表13）。

本稿のイラスト作成を担当いただいた医療法人末次《すえつぐ》医院・手術図制作研究所・末次文祥《ふみなが》先生に深謝します。

図表12　大動脈解離の分類

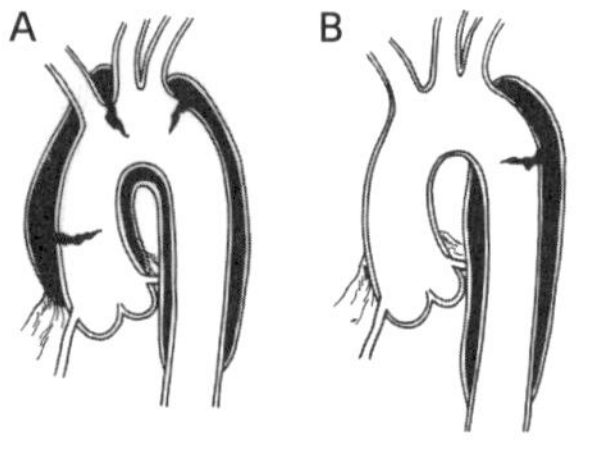

上行大動脈に解離あり：A型➡緊急手術
上行大動脈に解離なし：B型➡内科的治療

図表13　患者さんのニーズにあった治療を提供します

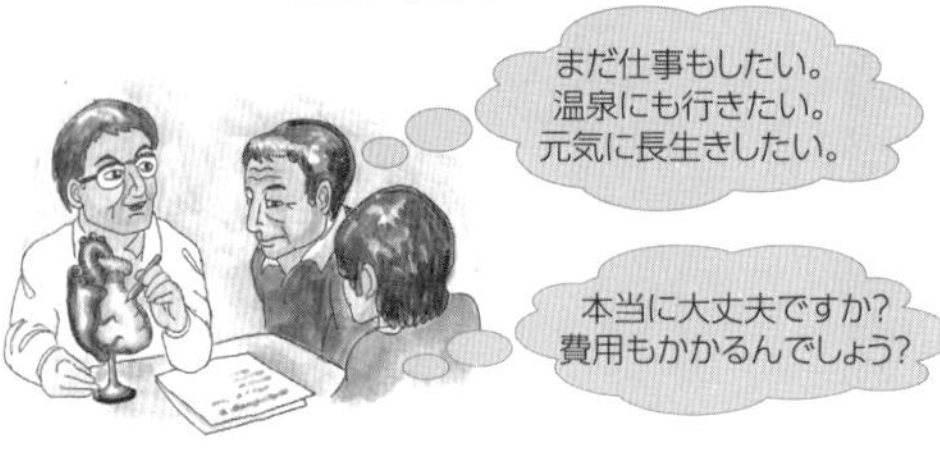
まだ仕事もしたい。
温泉にも行きたい。
元気に長生きしたい。
本当に大丈夫ですか？
費用もかかるんでしょう？

コラム
Column
1

名市大病院救命救急センターの「ドクターエイド」

医学研究科先進急性期医療学　教授　松嶋 麻子

名市大病院の「ドクターエイド」は、2016年に設立された、本学独自の学生による救命救急センターのアルバイト制度です。当時、名市大病院は「断らない救急」を表明し、救急搬送の受け入れを増加させていましたが、人手不足が深刻で、現場のスタッフは対応に追われていました。

そんな中、当時の大原救命救急センター長と城病院長のもと実現したのが、意欲のある学生を救命救急センターのアルバイトとして活用しよう、という案です。募集を出したところ、すぐに数名の医学生・看護学生から応募がありました。早い段階から医療に貢献したいという声は、以前から医学部低学年の学生を中心にあったのですが、大学のカリキュラムでは医療現場へ出るのは高学年になってから。それまでは個人で病院見学に行くくらいのことしかできなかったのです。

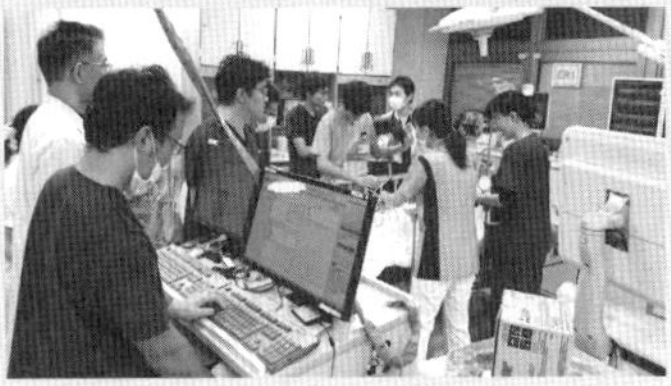

ドクターエイドの参加風景
(ユニフォーム側面にラインが入っているのがドクターエイド)

業務内容が医療の知識を必要としない医師・看護師のアシスタントであることから、さらに学部・学年を問わず募集したところ、薬学部、人文社会学部、芸術工学部、他大学の学生からも応募がありました。19年には約40名の学生が所属しました。

救命救急センターには、重症から軽症までさまざまな患者が搬送されてきます。時には人の死にも立ち会う過酷な現場ですが、ドクターエイドとして勤務する学生は真摯に業務に向き合い、今や私たちの大事な戦力となっています。

彼らは将来、医療に限らずさまざまな分野へ進むことになりますが、救命救急センターのアルバイトで学んだ医療の知識、そこで得た発想が、新たな研究やビジネスに発展することを楽しみにしています。同時に救急医療の現場で出会った人々をはじめ、社会的立場の弱い人々への思いやりと、課題を解決するための行動力を持った社会人として、巣立っていくことを願っています。

狭心症と心筋梗塞

名古屋市立大学医学部　臨床教授／名古屋徳洲会総合病院　総長
大橋　壮樹

成人の心臓病で最も多い病気、狭心症と心筋梗塞による死亡者は、日本では年間10万人といわれ、年間25万人がカテーテル治療、1万3千人が冠動脈バイパス術を受けています。狭心症と心筋梗塞についてわかりやすく説明します。

心臓の動力源：冠動脈とは

血液は全身にエネルギーを届けます。その血液を運ぶポンプが心臓であり、1日に10万回、休むことなく働いています。心臓が働くためには、酸素の豊富な赤い血液の供給が、心臓の筋肉にも必要です。

心臓の筋肉に血液を送る血管を「冠動脈」といいます。冠動脈は心臓から出た大動脈のすぐのところから出て、心臓に巻きつくように走行しています。冠動脈には右冠動脈と左冠動脈があり、右冠動脈は心臓の右心室と左心室の下側にあります。左冠動脈は2本に分かれ、左心室の前面に左前下行枝《ひだりぜんかこうし》が、左心室の側面後

図表1　冠動脈はどこにある?

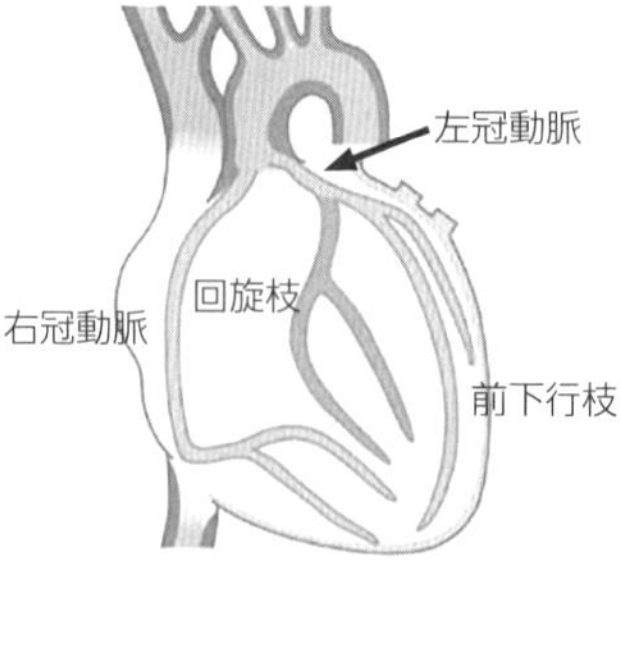

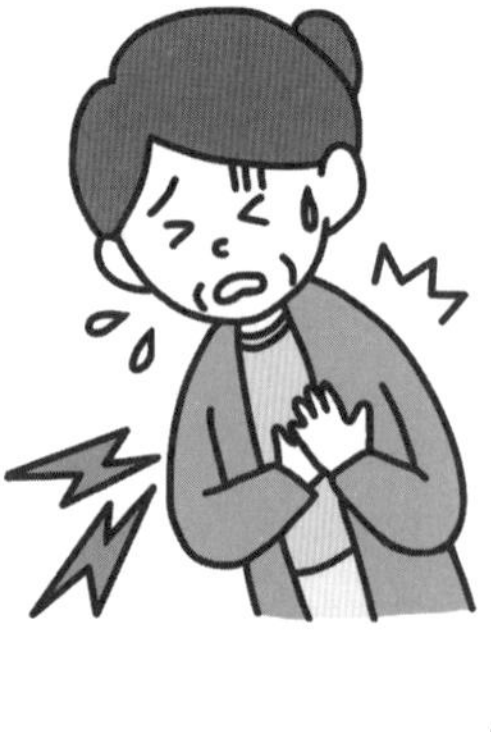

面に回旋枝《かいせんし》があります。これら冠動脈に異常をきたし、心臓の動力源が不足する病気が「狭心症」と「心筋梗塞」で、2つを合わせて「冠動脈疾患」といいます。

狭心症はどんな病気?

心臓の筋肉に血液を送る冠動脈が細くなったり、詰まりかかったりすると、心臓への血液の供給が少なくなります。こうして心臓の筋肉への血のめぐりが悪くなり、胸が痛む発作を起こすことを「狭心症」といいます。

しかし「狭心症」ではまだ、心臓の筋肉の機能は完全には低下していません。いわゆる黄色信号がついた状態です。この状態の心臓に、運動したり坂道を登ったりとさらに負担をかけてしまうと、また同じような発作をくり返します。

心筋梗塞はどんな病気?

冠動脈がさらに詰まって完全に閉じてしまったり、急速に細くなったりして血液が供給されなくなると、心臓の筋肉細胞が死に、機能が低下します。この状態が「心筋梗塞」です。

多くの心筋梗塞は突然起こりますが、知らず知らずのうちに現れている場合もあります。心臓の筋肉細胞がどれだけの範囲で、どれだけ機能を止めてしまったかによりますが、命に関わるような不整脈や、極端な心機能の低下をもたらすこ

図表2

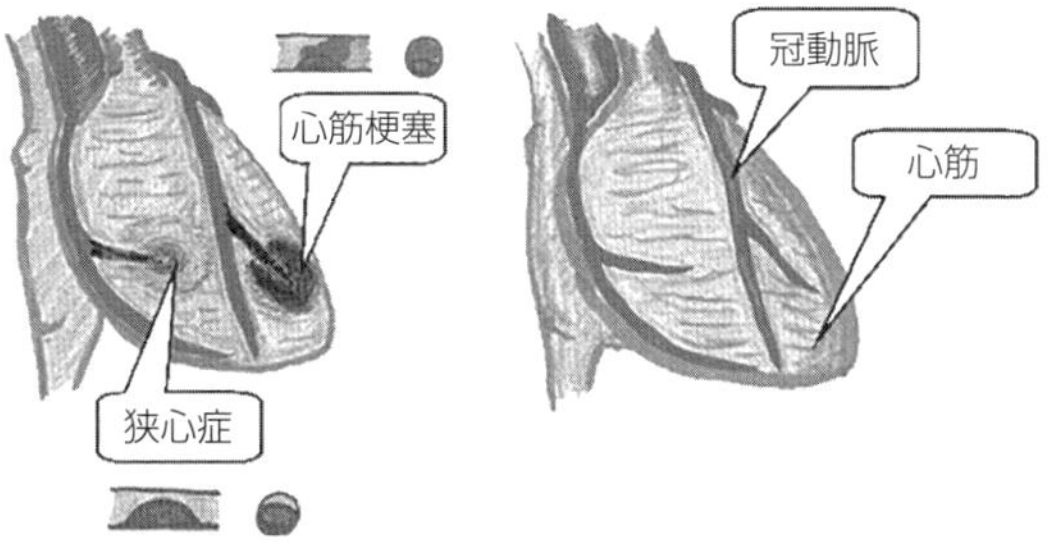

ともあり、突然死を引き起こすこともあります。心筋梗塞よりもさらに恐ろしい合併症（心室中隔穿孔《ちゅうかくせんこう》[※1]、左室破裂[※2]、乳頭筋断裂[※3]、心室瘤《りゅう》[※4]）を引き起こすこともあります。

狭心症、心筋梗塞の症状は？

①胸の痛み

最も多い症状が胸の痛みで、左前胸部からみぞおち、あるいは左肩にかけてしめつけられるように、多くは動けないほど痛みます。階段を上ったり運動をしたり、あるいはお風呂やトイレなどで無意識に心臓に負担をかけるようなときに、よく起こります。休むと少しは楽になりますが、なかなか収まらないこともあります。

②息苦しさ

心臓の機能が低下した場合に起こります。胸の痛みがなくても、心臓に負担がかかると息苦しくなる、という場合もあります。ひどくなると呼吸が困難になり、顔色が悪くなって、命に関わることもあります。

③無症状の場合もある

まったく症状が出ない方もいます。高齢者や糖尿病の方に多く、そのような方では細くなった冠動脈が別の冠動脈に補助されていることが多いです。

※1 心室中隔穿孔
右室と左室の間の筋肉が壊死し、間に穴が開いて、心機能がさらに悪化する病気。

※2 左室破裂
心室壁が壊死を起こし腐りかけ、心室の壁の一部が裂けて出血すること。裂ける程度によってじわじわと出血するタイプから、大出血するものまである。大出血するものは、救命できる確率は非常に低い。じわじわ出血するものでも、心臓を圧迫しショック状態になり、緊急での処置が必要。

※3 乳頭筋断裂
左室の僧帽弁を支える乳頭筋がちぎれ、僧帽弁が突然逆流する合併症。逆流の程度により、ショック状態で救命できないものから、緊急手術でなんとか救命できるものまである。

※4 心室瘤
心筋梗塞で心筋が薄くもろくなり、こぶのように膨らむ病気。筋肉の塊である左心室がこぶになってしまうと、収縮しても血液が全身に行きにくくなり、心機能の低下をきたす。

④そのほかの症状
おなかや肩の痛みで困っていた方が、実は狭心症や心筋梗塞だったという場合もあります。

さらにひどい場合は、失神、ショック、呼吸停止などが起こります。急性心筋梗塞の場合は、心臓の機能の状態によってさまざまな症状をきたし、命に関わる場合もあります。

どのような場合、病院にかかればいいのか

胸の痛みがあって心配で病院に来られる方の全員が、狭心症あるいは心筋梗塞とは限りません。逆に、検査されるのが怖くて病院に来られない場合もあります。がまんしすぎて、ついには救急車で運ばれたり、早く入院していれば大事に至らなかったのに…という例もあります。運動時に胸の痛みがあり、何度もくり返したり収まらない場合には、受診をお勧めします。

なんの症状もないのに冠動脈の動脈硬化が進行している場合もあり、突然の胸の痛みで救急車で運ばれてくることもあります。救急搬送となるには、胸が苦しい、息苦しい、道で倒れたなど、いろいろな場合がありますが、緊急を要する狭心症、心筋梗塞の場合は一刻を争いながら、検査そして治療への迅速な対応をとることが必要となります。

狭心症、心筋梗塞の原因は？

狭心症や心筋梗塞の原因は、冠動脈の動脈硬化です。動脈硬化は血管の老化による異常で、糖尿病、高脂血症、高血圧、腎臓病、喫煙、生活習慣、肥満、ストレス、運動不足、高齢化によって起こりやすくなります。これらのリスク因子のある方はまず生活習慣を改善し、食事や運動、必要な場合は薬物治療で、予防に努めることが重要です。

動脈硬化では冠動脈の壁が厚く硬くなり、血管の内腔が徐々に細くなる場合もあれば、血液が急に固まって血栓となり、細くなった冠動脈に詰まることもあります。

まれに動脈硬化が原因でなく、突然の冠動脈のけいれんで血管が細くなる（れん縮）ことが原因で起こる狭心症があります。これを「異型狭心症」といいます。

症状としては、やはり突然の胸の痛みがあり、なんの前触れもなく出現することもあれば、夜寝る前や朝起きたときなどに痛むこともあります。若い女性に多いといわれていますが、普通の狭心症と合併することもあります。

図表3　冠動脈の動脈硬化

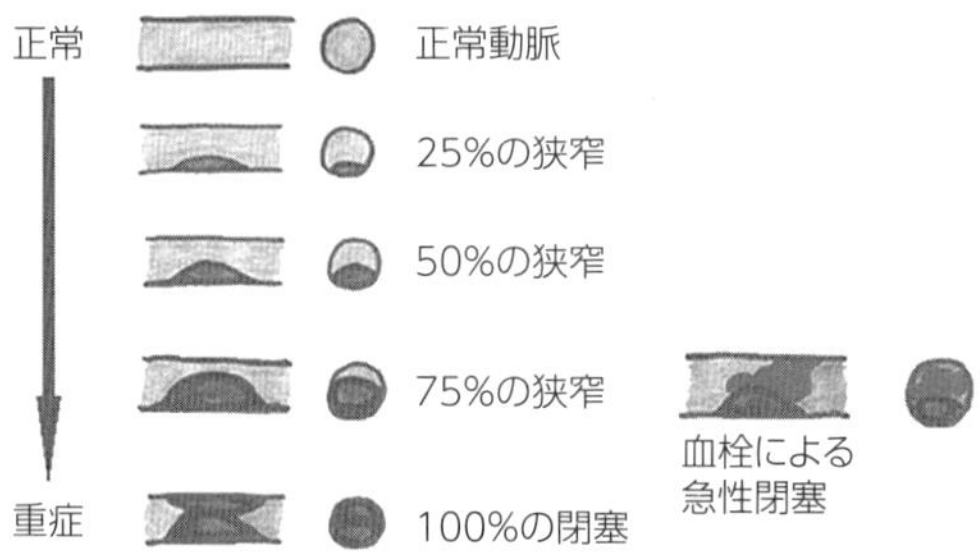

狭心症、心筋梗塞の検査

救急搬送されてきた方には、心電図、胸部レントゲン検査、心臓超音波検査、血液検査、そして冠動脈造影検査を行い、治療を開始します。その間に全身状態を観察し、場合によっては人工呼吸や大動脈バルーンポンプ[※5]、心肺補助装置[※6]の取りつけなど、全身状態を助ける治療を並行して行います。

過去に胸が苦しいことがあった、運動時に胸の痛みが出る、心電図などで狭心症の疑いがあるといわれた、近くのクリニックから紹介された、などで予約をして受診された方には、以下の①〜⑦のような検査を行います。

①心電図

心臓が脈を打つ際の電気信号を記録します。これですべてがわかるわけではありませんが、心筋が酸素不足になったり、急性心筋梗塞でさらに障害された場合に、心電図に異常が認められる場合があります。

②負荷心電図

普段は平気でも、階段を上ったり走ったりすると胸が痛む…という場合には、健康診断や病院で安静な状態で心電図をとっても異常が見つからない場合があり

※5　**大動脈バルーンポンプ**
細い管で大動脈内に挿入した風船を、心臓の脈に合わせて膨らませ、心臓の働きを助ける措置。

※6　**心肺補助装置**
静脈の血液をポンプでくみ上げて動脈に送り込む装置。動脈と静脈に管を入れて取りつける。

図表4　負荷心電図の測定装置

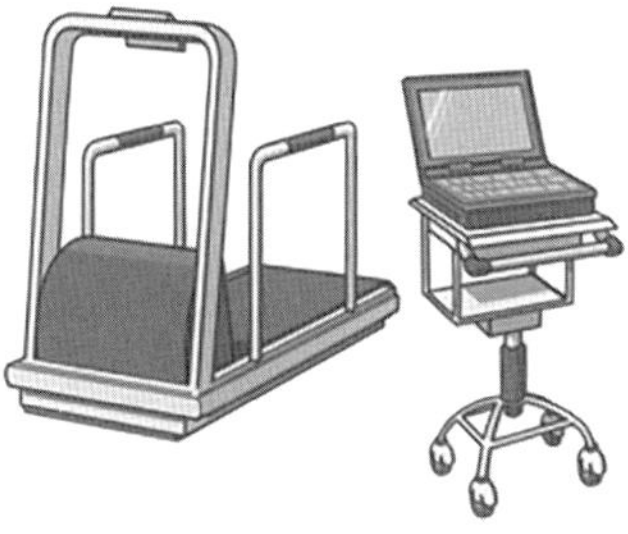

ます。このような場合には、階段を上り下りしたり、自転車をこいだりしながらとる「負荷心電図」で調べます。

③胸部レントゲン

狭心症、心筋梗塞が胸部レントゲン検査で判明することはありません。しかし、レントゲンは簡便ですぐできる検査で、非常に有用な場合もあります。たとえば胸の痛みの原因が心臓ではなく、気胸や肋骨骨折など肺や肋骨由来の場合には、レントゲン検査で見つけることができます。

心臓の状態もある程度、わかります。たとえば心臓の大きさや、肺の血液がうっ滞しているかどうか、つまりどの程度心臓が弱っているかが、ある程度調べられます。

④心臓超音波検査

超音波検査からは、心臓の形と動き、弁の形と血液の逆流の有無、心臓を何かが圧迫しているかどうかなど、多くのことがわかります。心筋梗塞であれば、心臓の動きが悪くなっているのも見てとれることがあります。重症な心筋梗塞では、心臓に穴があいたり、心臓から出血することがありますが、これらの有無もわかります。

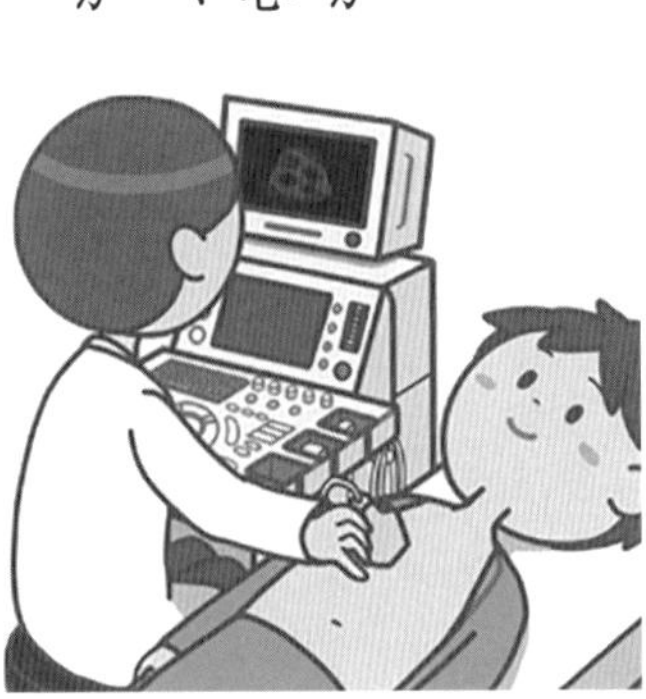

⑤血液検査

狭心症や筋梗塞を、血液検査だけで診断することは不可能です。しかし急性心筋梗塞の場合は、血液中の白血球やCPK※7、LDHなどの値が上昇するので、心筋梗塞になったかどうか、どの時期に起こったかを判断する助けになります。

動脈硬化の原因となる、糖尿病や高脂血症、腎臓病などの診断としても重要です。

⑥心臓CT検査

造影剤を使用するCT検査で冠動脈の異常を調べます。どこの冠動脈がどの程度悪いのかが、くわしくわかります。最新の心臓CTは簡便で、入院せずに外来で受けることができ、最近では無症状の方の、冠動脈の異常も見つけられるようになってきました。大動脈の状態や心臓の形、肺の状態もくわしくわかります。

⑦冠動脈造影検査

狭心症、心筋梗塞の最終検査で、冠動脈の病変を細かく正確にみることができます。胸の痛みや息切れなどの症状が続いて、心電図で狭心症や心筋梗塞が疑われる場合は、直ちにこの検査を行う必要があります。

動脈に2㎜径程度の細長い管（カテーテル）を差し込み、心臓の近くまで通して、冠動脈の入り口に挿入します。カテーテルから造影剤を注入し、レントゲンで撮影します。冠動脈の内腔が詰まっている場合は、血流が途切れたように映り

※7　CPK、LDH

CPKはクレアチンフォスフォキナーゼ、LDHは乳酸脱水素酵素(lactate dehydrogenase)。いずれも筋肉に含まれている酵素で、心筋にダメージが起こると血液に漏れてくる。

写真1　当院320列造影CTによる冠動脈

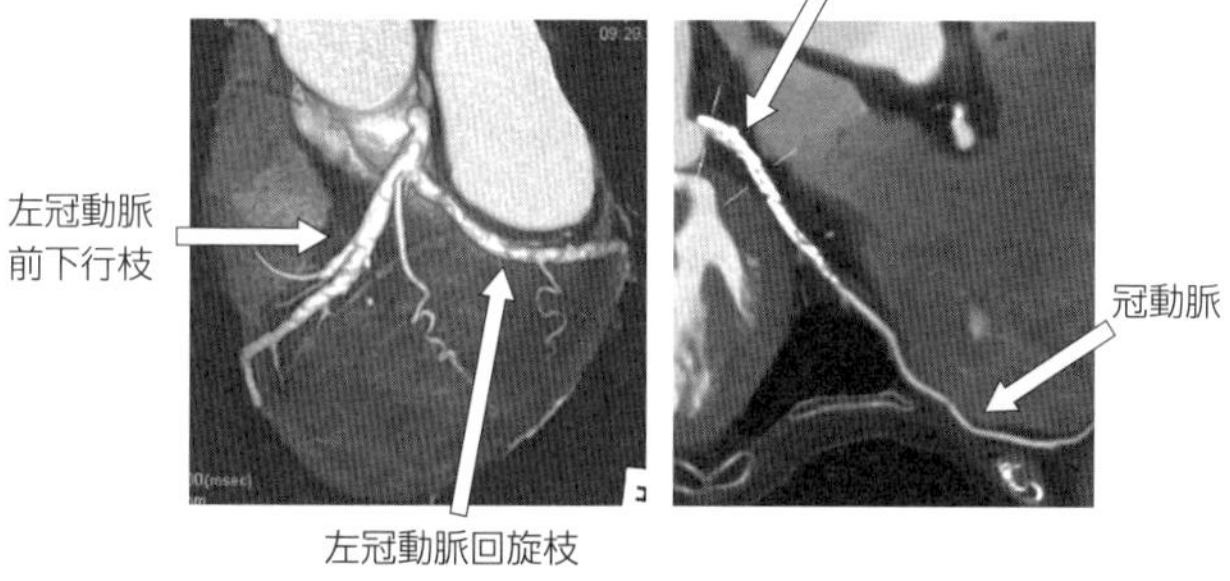

ます。最近では手首からカテーテルを入れられるようになり、安全に、日帰りでできるようになりました。

この検査で、冠動脈のどこの部位にどの程度詰まっているか、あるいは詰まりかかっているかがわかり、狭心症や心筋梗塞の重症度がわかります。また、この結果から、どのような治療をするべきかが決まります。

狭心症・心筋梗塞の治療

治療の原則は

1. 現在の苦しみ（胸の痛み、息苦しさなど）から解放する
2. 将来危険のある心筋梗塞発作を予防する
3. 慢性的に弱ってくる心臓を治療し、悪化しないように予防する

ということです。

治療には、経過観察、薬物療法、カテーテル治療、手術治療（バイパス術）の選択肢があり、冠動脈の病変の程度、つまり、3本の冠動脈（左主幹部から前下行枝と回旋枝、右冠動脈）のどの部位に何カ所詰まりがあり、どの程度狭くなっているかから決めていきます。心機能の状態や、糖尿病などの有無も参考になります。

それぞれの治療法を見ていきましょう。

①薬物療法

最近は、詰まりが1カ所のみなら薬物療法で十分、との報告があります。病変の程度が軽度、または病変の場所があまり心臓に重大な影響を与えない場合は、薬物療法が主となります。

冠動脈を広げる薬、冠動脈に血液が固まって詰まるのを予防する薬、心臓の負担をとる薬などがあり、いずれも予防薬です。最近の信頼のおける比較試験でも、カテーテル治療と比べて有効性に差がないことが判明してきました。

②カテーテル治療

カテーテルを血管に通して行う治療で、患者さんの負担が少なく、一般的に行われる治療になりました。腕または足のつけ根の動脈から管を入れ、心臓の冠動脈まで到達させます。狭くなった冠動脈を風船のように膨らませて拡げ、そこにステントという薄い金網のような管を留置し、拡げたままにします。

③冠動脈バイパス術

自分の血管を採取し、詰まっている冠動脈を越えてバイパスすることにより、血の流れの少ない冠動脈の血流を改善させる方法です。

バイパスとして使える血管には、内胸動脈（胸板の裏の血管）、橈骨《とうこつ》動脈（前腕の親指側の血管）、大伏在静脈（足の表面の静脈）、胃大網動脈（胃の周りの血管）があり、これらを心臓の冠動脈とつなげます。

図表5　狭心症・心筋梗塞の治療に使うお薬

亜硝酸剤	冠動脈そのものを広げる薬。全身の血管を拡張させ、心臓の負担を取る作用もある
カルシウムブロッカー	予防的に飲む薬で、冠動脈の収縮を防ぎ、拡げる作用がある。特に異型狭心症では、冠動脈の収縮を防ぐ
β-ブロッカー	心臓の動きを少し抑えて負担を少なくし、冠動脈への血液の巡りが少なくても狭心症、心筋梗塞へならないようにする薬。血圧の低下、脈が遅くなることもある
抗血小板剤	血液が固まらないようにする薬。冠動脈内の血栓をつくるのを予防する

動き続けている心臓の、細かい血管とつなげあわせるため、これまでは人工心肺装置（右房から血液をくみ上げ大動脈に流す）で全身の循環を維持し、いったん心臓を止めて手術するのが一般的でした。最近は患者さんの負担が少なくなるように、人工心肺を使用せず、動いたままの心臓の冠動脈にバイパスする「オフポンプバイパス術」が普及しつつあり、日本では一般的となってきています。さらに少ない切開でできる冠動脈バイパス術や、手術支援ロボット（ダヴィンチ）を使用した手術も行われるようになりました。

心筋梗塞による合併症（心室中隔穿孔、左室破裂、乳頭筋断裂、心室瘤、虚血性心筋症）に対しては、緊急での修復手術や人工心臓手術、心臓移植が必要な場合もあります。

図表6　冠動脈バイパス術

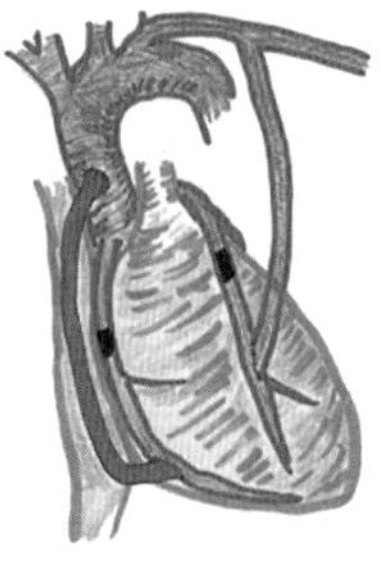

進化し続ける心臓の治療

昨今、狭心症患者さんの治療を比較統計した報告が次々に発表されています。治療が本当に有効かどうか、情報が世界中で共有され、冠動脈疾患に対するガイドラインも作成されました。

ガイドラインは、各分野の専門医や研究者が、最新のデータや論文をもとにどの治療法が最適であるかを科学的に検証して決めており、数年ごとに最新のデータをもとに改訂します。過去に最適の治療といわれたものが、否定されることもあります。たとえば1カ所の冠動脈の狭窄に対してはカテーテル治療と薬物療法で結果に差がないことが判明し、むやみやたらに高価なステント治療をすることが、ガイドラインでも否定的となっています。

わたし自身は大学卒業後より心臓外科に携わり35年、名古屋徳洲会総合病院で手術をさせていただくようになって22年となりました。20年前に冠動脈バイパス術をさせていただいた患者さんが、80代後半の現在になってもお元気にされている姿を多く見てまいりました。その一方で、手術をさせていただいたにもかかわらず、亡くなられた方、後遺症で苦しまれる方もいます。

多くの経験と反省から、オフポンプバイパス手術、ダヴィンチ心臓手術などの新しい方法が生まれてきましたが、冠動脈に新しい血管を縫合する手技は30年前と変わっていません。この技術をますます高め、若手に受け継いでいただけるようにがんばっています。

膵《すい》がんの治療（手遅れにならないためには？）

名古屋市立大学医学部　臨床教授／刈谷豊田総合病院　病院長　田中 守嗣

どんながんの治療においても、早期に発見することが最も重要ですが、「膵がん」では特に大切です。膵臓についての基本知識から、早期発見の方法まで、お話しします。

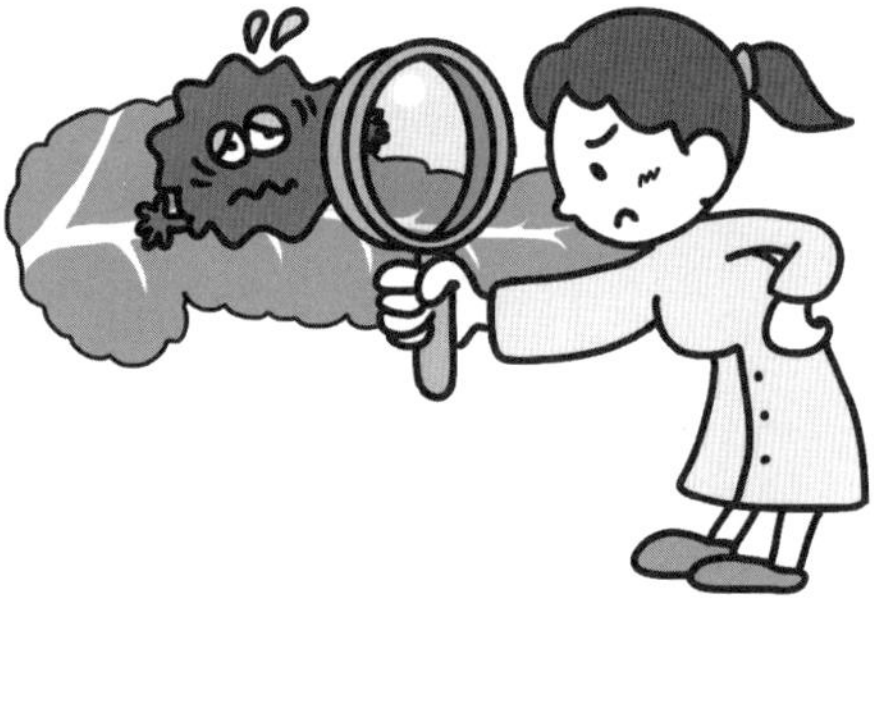

膵臓はどこにあるの？

膵臓は、胃の背中側にある長さ15cm、厚さ2cmぐらいの臓器です。形はおたまじゃくしにたとえられることが多く、ちょうど頭に相当する右側（十二指腸側）は「（膵）頭部」、しっぽに相当する左側（脾臓《ひぞう》側）は「（膵）尾部」、その間の部分は「（膵）体部」と呼ばれています。

人体に膵臓という臓器があることが初めて知られたのは紀元前3世紀で、1世紀に「pancreas」（英語で「パンクレアス」と発音します）と命名されました。「pan-」

図表1　膵臓の位置

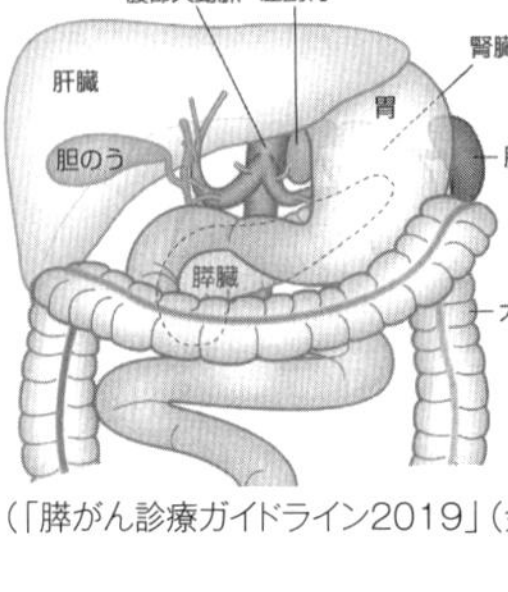

（「膵がん診療ガイドライン2019」（金原出版）より）

は〝すべて〟、「-creas」は〝肉〟を表します。

東洋医学には膵臓という概念がなく、いわゆる「五臓六腑《ろっぷ》」※1には入っていません。「膵」という字は江戸時代に、蘭学者にして医師である宇田川玄真《げんしん》によって造られた和製漢字で、『医範提綱《いはんていこう》（1805）』という書物に初めて載せられたものです。「萃」は〝集まる〟という意味で、月（にくづき）と合わせて、「膵」は〝肉の集合したもの〟。原語の「pancreas」と同じように、〝すべてが肉からなる〟ということを表したものです。

膵臓はどんな働きをしているの？

膵臓には「腺房細胞」と「膵島細胞」の、2種類の細胞があります。腺房細胞は、食べたものを消化する「膵液」という消化液を分泌します。膵島細胞は、血糖値を下げるインスリンなどのホルモンを分泌します。

「膵がん」ってどんながんなの？

「膵がん」は消化器のがんの中でも早期発見、治療が難しく、最も予後（病気の経過についての見通し）の悪いがんです。5年生存率は、すべてのがんで最も低い10％です。

膵がんで亡くなった有名人には、大相撲の横綱・千代の富士関、アップルの創

※1 **五臓六腑**
五臓は肝臓・心臓・脾臓・肺・腎臓を、六腑は胆嚢・小腸・胃・大腸・膀胱・三焦のこと。

図表2　膵臓のかたち（各部位の名称）

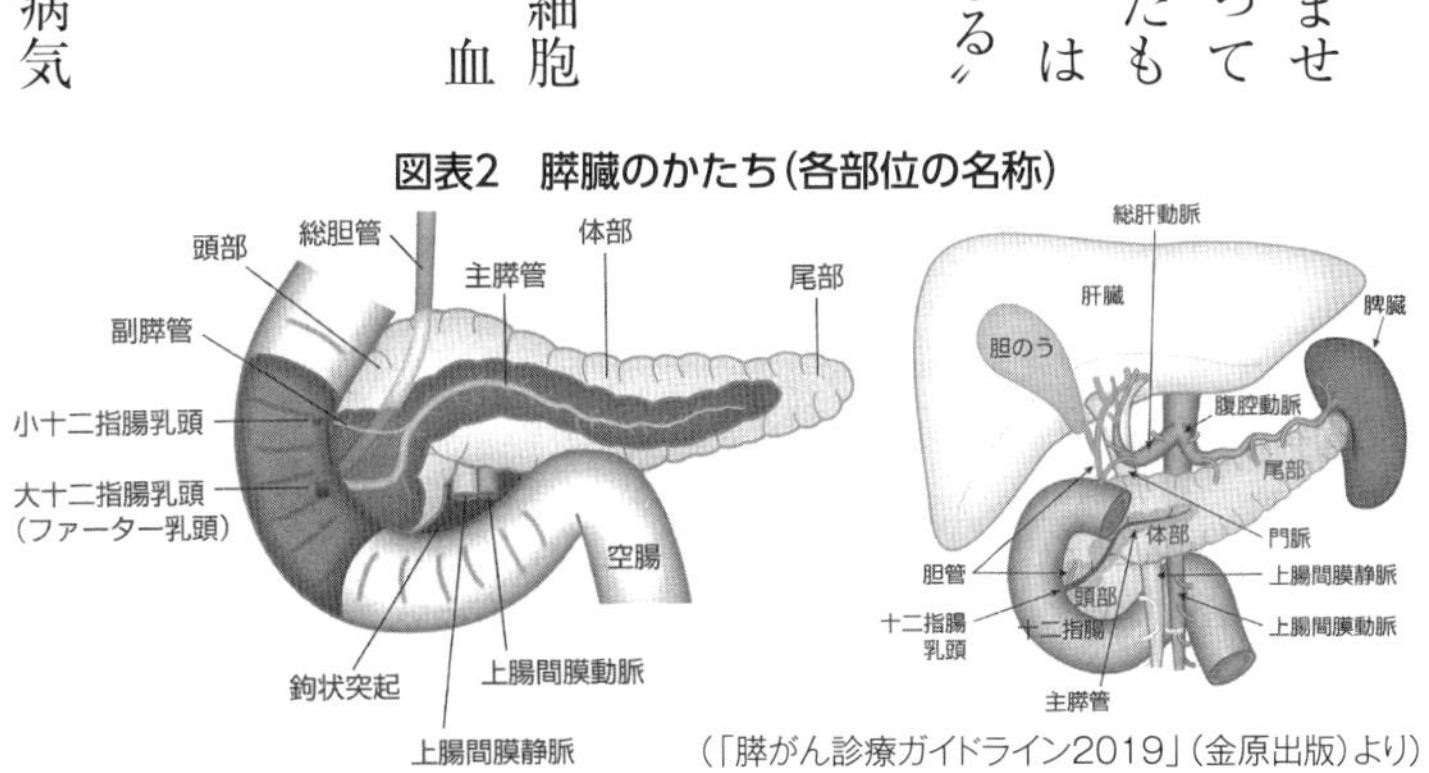

（「膵がん診療ガイドライン2019」（金原出版）より）

業者であるスティーブ・ジョブズさん、プロ野球の星野仙一さん、女優の八千草薫さんなどがいます。厚生労働省の報告によると、2019年の1年間にがんによって死亡した約37万人のうち、約3万6千人が膵がんでした。膵がん死亡者数は、すべてのがんの死亡者数の約10%を占め、肺がん、大腸がん、胃がんについで第4位となっています。

「膵がん」は通常、膵液が流れる膵管の細胞からできるがんのことを指し、膵臓にできる腫瘍の75%を占めています。

早期の自覚症状が少なく、転移・再発の多い厄介ながん

膵がんの症状には、腹痛や背中の痛み、黄疸《おうだん》、体重減少、食欲低下などがありますが、早期では自覚されないことが、早期発見が非常に少ない理由となっています。

診断された時点ではすでに進行していることが多く、根治（がんを残すことなく切除すること）を目指すことができる切除可能な膵がんは、全体の約20~30%。さらに、手術できても再発が多いという特徴があります。2年以内に再発することが特に多いのです。

がん細胞は、がんがある程度大きくなると、血流に乗ってほかの臓器に流れていきますが、特に肝臓への転移が多いのも、膵がんの特徴のひとつです。肝臓に

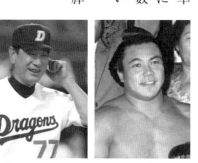

千代の富士関も星野仙一さんも膵がんだった

ついで腹膜、肺への転移も多く、リンパ管を通って遠くのリンパ節に流れ着き、そこで大きくなる「リンパ節転移」をすることもあります。

がんがおなかの中（腹腔内）にこぼれ落ち、種をまくように広がってたくさんのがんの塊《かたまり》を作ることを、「腹膜播種《はしゅ》」と呼びます。「播種」とは「種を播《ま》く」という意味です。膵臓は、胃や大腸と違って、表面が分厚い壁で覆われていません。膵がんが容易に表面に顔を出し、がん細胞がこぼれ落ちてしまうのです。ほかに、膵臓を切除したところに再発することもあります。

どのような人が膵がんになりやすいのでしょうか？

早期発見のため、膵がんになりやすいリスク（危険因子）のある方は、積極的に検査を受けることが重要です。膵がんの原因はまだはっきりわかっていませんが、いくつかの危険因子がわかっています。

①家族歴がある

膵がん患者さんの3～10％には、家族に膵がんの方がいます。家族に膵がん患者がいる場合の膵がんになるリスクは、1・6～3・4倍といわれています。親子兄弟姉妹に2人以上膵がんの方がいる場合は特に、「家族性膵がん」と定義され、リスクは6・8倍です。さらに、家族が50才未満で膵がんを発症している場合は、9・3倍になります。

また、特定の原因遺伝子により膵がんになりやすくなる遺伝的な病気として「遺伝性膵がん症候群」があります。具体的には、遺伝性乳がん卵巣がん症候群、家族性大腸腺腫ポリポーシス、遺伝性非ポリポーシス大腸がん、ポイツ・ジェガース症候群、家族性異型多発母斑黒色腫症候群があります。「遺伝性乳がん卵巣がん症候群」は、アメリカの女優のアンジェリーナ・ジョリーさんが予防的に両側の乳房と両側の卵巣を摘出したことにより、世界で注目を集めた病気です。膵がんのリスクは4・1〜5・8倍といわれています。

遺伝子の変異が認められる「遺伝性膵炎」は、60〜87倍のリスクです。

②糖尿病や肥満がある

遺伝子変異以外の危険因子としては、第1に糖尿病が挙げられます。糖尿病がある場合、膵がんにかかるリスクは2倍です。膵がんと診断される人の4人に1人に、糖尿病が認められます。もともと糖尿病と診断されており、治療経過中にコントロールが急に悪くなった（血液検査でわかる血糖の指標・ヘモグロビンA1c[※2]の値が急に高くなった）方は、膵がんができている可能性が疑われます。

また、暴飲暴食や肥満、家族歴に糖尿病があるなどの糖尿病になるリスクがないのに、急に糖尿病を発症した方も要注意です。膵臓には、血糖を下げるインスリンというホルモンを分泌する働きがあります。膵がんが発生すると、インスリンの分泌が悪くなり、血糖値が急に高くなることがあるのです。糖尿病をチェックすることで膵がんが発見できるケースは少なくありません。

※2　ヘモグロビンA1c
ヘモグロビンは赤血球内で酸素と結合するタンパク質で、これにより酸素は全身に運搬されるが、ヘモグロビンは糖とも結合しやすく、糖と結合したヘモグロビンを「ヘモグロビンA1c」という。ヘモグロビンA1cの値は、過去2〜3カ月の血糖値と相関し、7％以下が望ましい。

肥満も膵がんの危険因子で、特に若いときに肥満だった場合、リスクが増加します。嗜好《しこう》関連では、１日40本以上の喫煙が男性で３・３倍、８年以上にわたる大量飲酒は１・２倍のリスクになると報告されています。

③慢性膵炎を抱えている

慢性膵炎の方の膵がん発生頻度は、約４％です。さらに慢性膵炎診断後、４年以内は15倍と高リスク（※3５年以降は５倍）です。

膵がんを早期発見するために、近年注目されているのが「膵管内乳頭粘液性腫瘍（※4ＩＰＭＮ）」という、膵臓にできる特殊な腫瘍です。膵管に粘液が溜まって膵液の流れが悪くなると、膵管が拡張して、※5嚢胞《のうほう》ができます。ＩＰＭＮはこの嚢胞の中にできる腫瘍で、膵がんの危険因子のひとつです。

ＩＰＭＮは初期の間はがんではありませんが、ゆっくりとがんになることがあります。さらに、ＩＰＭＮができると、ＩＰＭＮとは異なる部分に膵がんが発生したり、胃がんや大腸がんが発生したりすることもあります。

ＩＰＭＮが見つかったら、医師の指示に従って膵臓を定期的に検査するとともに、膵臓以外にがんができていないかも検査をしてください。

中にはＩＰＭＮが確認できない膵嚢胞もありますが、この場合も危険因子と考えられます。ＩＰＭＮや膵嚢胞は、検診の腹部超音波検査で偶然発見されるほか、

※3 リスクが下がるのはおそらく、治療のためにアルコール摂取を控えるため。

※4 **IPMN** intraductal papillary mucinous neoplasmの略称。

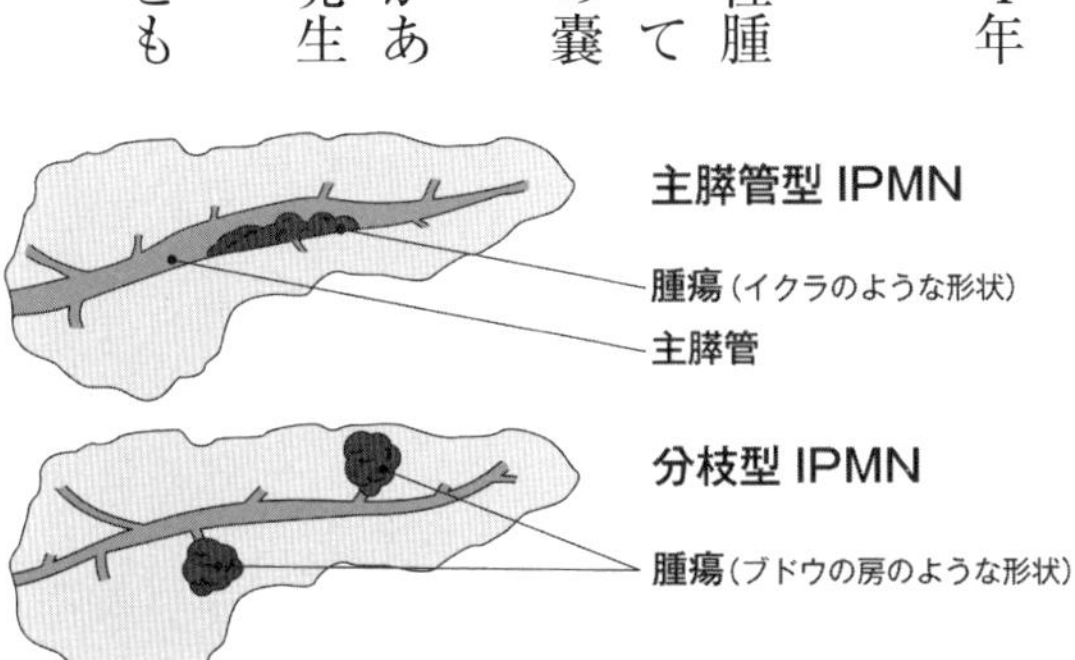

（病院クチコミ検索サイト「ファミリードクター」掲載記事
忌部 航（小田内科）『膵臓の嚢胞について』より）

※5 **嚢胞**
膵液が溜まった袋状のもの。

胃がん・大腸がん・肝がんなどの手術前に撮った腹部ＣＴで偶然見つかることもあります。

早期発見には、どのような検査が必要でしょうか？

膵がんになっても長く生存するには、がんをごく小さい段階で発見することが必要です。特に１cm以下で発見できれば、５年生存率は80％と高くなります。１～２cmでは50％です。

①腹部超音波検査

膵がんの診断に必要な検査のひとつで、検診や外来診療で広く行われています。おなかの上から超音波を当てる、簡単な検査です。検診の腹部超音波検査で見つかった膵臓の異常のうち、約１％が膵がんです。

ある報告によれば、無症状のうちに検診で膵がんが見つかった46％の方が、手術を受けることができました。通常（症状が出てから初めて膵がんと診断された場合）は、前述のように約20～30％しか手術を受けることができませんから、検診で腹部超音波検査を受けることは、膵がん早期発見に有効と考えられます。

ただし、がんが小さいうちは、超音波検査でがん自体を見つけることは困難です。超音波検査は「間接所見」を見つけやすい、という点で有効です。膵がんが

【飲酒や喫煙で、自分は膵がんのリスクが高いと思ったら】

ヘビースモーカーかつお酒が好きという人は、食道がんや咽頭がんのリスクが高くなります。内視鏡検査が優先されると思いますが、検診で腹部超音波検査も受けていただくことをお勧めします。

自分で膵がんを疑うような場合は、かかりつけ医、あるいは可能であれば消化器を標榜しているクリニックを受診していただき、地域の消化器内科に紹介していただくのがよいと思います。

図表3　腹部超音波検査で膵がんを疑う所見（膵嚢胞、膵管拡張）

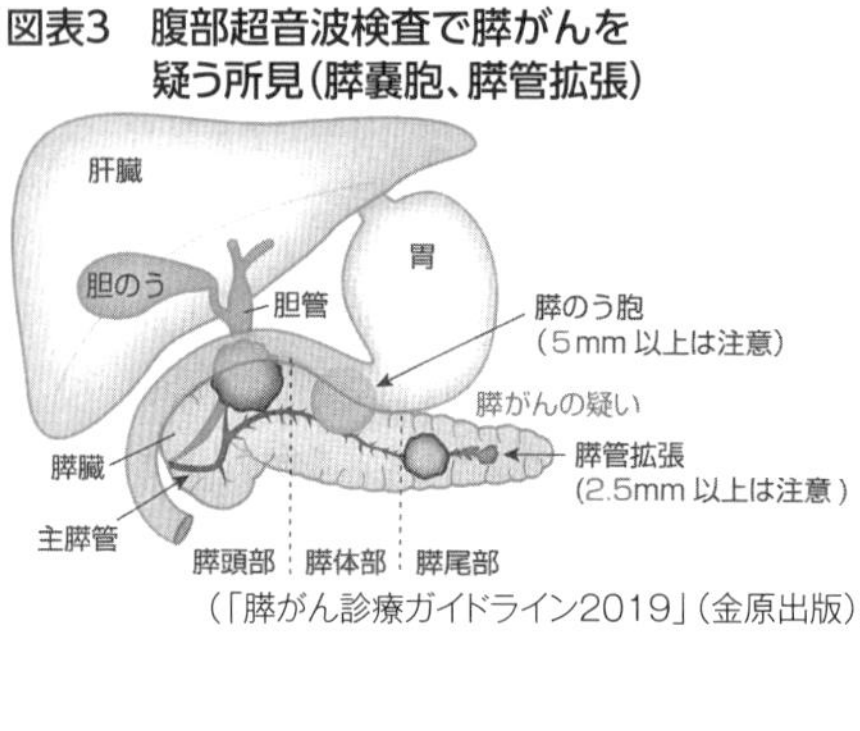

（「膵がん診療ガイドライン2019」（金原出版）より）

できると、がんがごく小さい段階から、主膵管の拡張や膵嚢胞が現れます。これらを見つけることで、間接的に膵がんを発見できます。

ただ、太った方や、腸にガスが多く溜まっている場合では、観察が難しくなる場合があるのが欠点です。

②造影CT、MRI

間接所見などで膵がんが疑われたら、精密検査を受けます。まず、造影CTやMRIを行います。これらの検査は膵がんそのものを確認しやすく、手術が可能かどうかも判断できる場合があります。

③超音波内視鏡検査

1cm未満の小さな膵がんの診断には、超音波内視鏡検査が有効です。CTやMRIで見つからなかった膵がんを見つけられることもあります。

内視鏡を胃まで挿入し、先端の超音波で膵臓をくわしく観察する検査で、腫瘍の一部の組織を採取することで、良性か悪性かを診断することもできます。

治療法にはどのようなものがあるのでしょうか?

膵がんの治療法は、がんの進行度(ステージ)によって異なります。

①手術

日本膵臓学会が発行している『膵がん診療ガイドライン』では、術前の段階で、「目に見えるがんをすべて取れば、ほかの場所にがんが残る可能性は低い」と考えられる進行度のがんに対しては、手術ができるとしています。

「切除できるがん」と「切除不能ながん」の間には、「切除可能境界」と呼ばれる段階のがんもあります。手術は可能でも、がんを完全には取り除くことはできず、再発する可能性も高い、という場合のことです。実際に手術するかどうかは、患者さんひとりひとりの状態から慎重に判断します。

がんができた部位によって、切除する範囲は異なります。

頭部のがんでは、頭部と、頭部の近くにある十二指腸・胆管・胆のうなどをまとめて切除し、残った臓器をつなぎ合わせる再建術を行います（膵頭十二指腸切除）。

体部や尾部のがんでは、頭部は残し、体部と尾部と、尾部のとなりにある「脾臓」を切除します。この場合、臓器をつなぎ合わせる必要はありません（膵体尾部切除）。

膵臓全体にがんが広がっている場合は、膵臓をすべて取り除くことがあります。その場合、頭部のがんと同じように周囲の臓器も切除し、残った臓器をつなぎ合わせます（膵全摘）。膵臓をすべて切除するとインスリンの分泌がなくなるため、術後はインスリン製剤の注射が必要になります。

図表4　膵がんの手術法

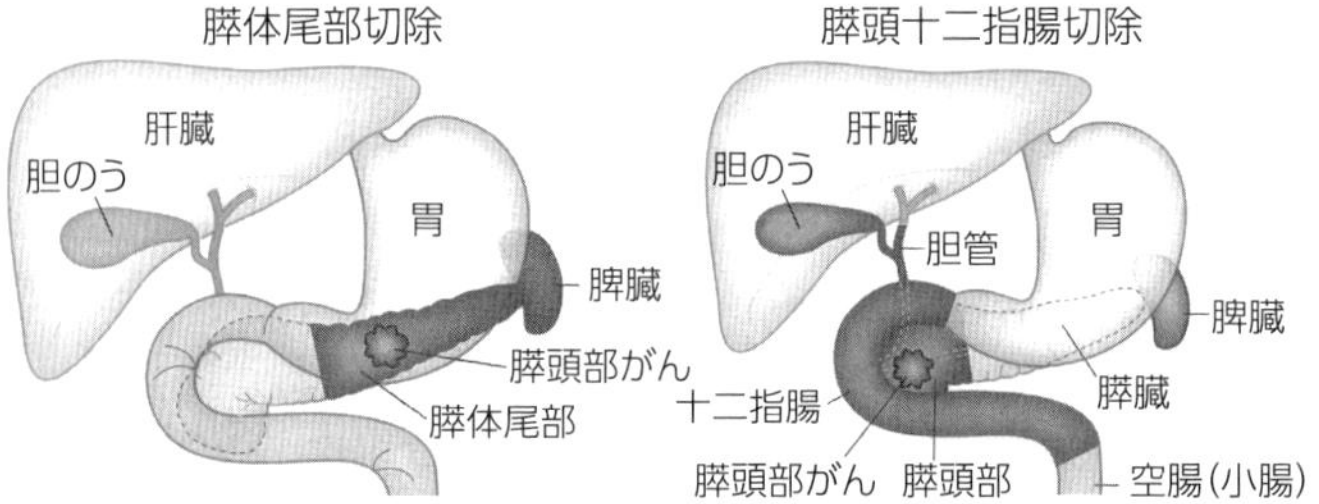

色の濃い部分が切除する部位です　（「膵がん診療ガイドライン2019」（金原出版）より）

いずれの手術も体への負担が大きく、大きな合併症[※6]の可能性があります。手術症例の多い病院（いわゆるハイボリュームセンター）は、術後合併症が少なく、発症しても対処が優れているという利点があります。ですからガイドラインでは、膵がんの手術はハイボリュームセンターで受けることを提案しています。「肝胆膵外科学会」のホームページには、膵がんの手術症例の多い病院名が紹介されています。

※6 合併症
手術後に発生し得る不具合。

②化学療法（抗がん剤治療）・化学放射線療法

切除不能な膵がんは、大きく2種類に分けられます。1つは、肝臓や肺など、膵臓と離れた臓器に転移があるものです。この場合は、化学療法が強く推奨されています。膵臓がんは今まで、抗がん剤が効きにくいといわれていましたが、最近は効果のある薬が増えてきました。

もう1つは、膵臓と離れた臓器への転移は認められないものの、がんが周囲の重要な血管を巻きこんでいる（浸潤している）ため、手術で取り除くことができないものです。これに対しては、化学療法と放射線療法を組み合わせた化学放射線療法か、化学療法を単独で行うことが提案されます。

化学療法は、膵がんの手術後にも行うことが、強く推奨されます。再発を予防し、生存率を高めるためです。「エスワン」という内服の抗がん剤による治療を半年間行います。

「切除可能境界」膵がんの場合は、放射線化学療法や化学療法を行った後に、がんが完全に切除できるかどうかを検討してから手術の可否を決めることが、ガイドラインで提案されています。最近では「切除可能」膵がんでも、手術前に抗がん剤を投与することが提案されています。

膵がんの早期発見のため覚えておきたいこと

早期発見のために、毎年造影ＣＴやＭＲＩをとるのは現実的ではありません。かかりつけ医でも比較的検査しやすく、しかも膵がんの拾い上げ効果の高い検査を行うのが、現実的です。

まずは腹部超音波検査で、「膵管拡張」「嚢胞」を見逃さないことです。

①60歳になったら（膵がんの好発年齢は60代）、検診を受ける際には必ず、腹部超音波検査も行う。
②家族歴あり、糖尿病ありの場合、年に一度腹部超音波検査を受ける（膵管拡張、嚢胞を見逃さない）。
③糖尿病が悪化したり、突然糖尿病になったりした場合は、速やかにかかりつけ医に相談する。
④ＩＰＭＮ、慢性膵炎と診断されたら担当医の指示に従う。

もう少しくわしく膵がんについてお知りになりたい方は、「パンキャンジャパン」、「日本膵臓学会」、「日本肝胆膵外科学会」のホームページに市民のみなさま向けの記事が掲載されていますので、参考にしてください。

※名市大ブックス3巻『がん治療のフロンティア』でも膵がんについて紹介しています。

地域連携で膵《すい》がんを死なない病気に

旭ろうさい病院　副院長・内科部長　齋田 康彦

膵がんの早期発見のため、地域の病院が連携する取り組みが進んでいます。膵がんのリスク因子を地域の方々に周知し、定期的な検査につとめていただくことが、生存率の向上につながると考えられます。

膵がんは最も生存率の低いがん

膵がんは、２０１８年度の全がん患者死亡者数のうち、男性では4番目、女性では3番目、全体の合計でも4番目に多いがんです（国立がん研究センターの「がん登録全国推計統計」より）。また、17年度に膵がんと診断された方は、男性では人口10万人あたり約32人、女性では約27人で、年齢的には60歳くらいから増加し、高齢になるほど多くなる傾向にあります。

「がん」と診断された場合に、治療でどれくらい生命を救えるかという指標に、「5年相対生存率」があります。これは、あるがんと診断されてから5年後に生

※ひとつ前の田中先生の記事と数字などに少し差がありますが、これは参照した報告の違いによるものです。

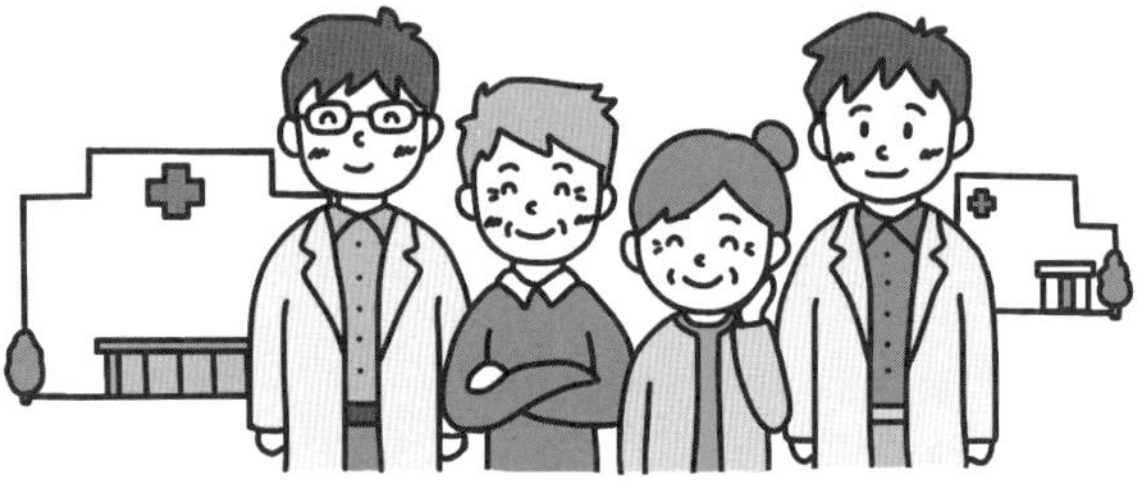

存している人の割合が、日本人全体で5年後に生存している人に比べて、どのくらい低いかを表すものです。つまり、治療で生命を救えるがんほど100%に近く、生命を救い難いがんほど0%に近い、ということになります。

国立がん研究センターは、09～11年にがんと診断された人の5年相対生存率を、男性62・0%、女性66・9%と報告していますが、膵がんだけの5年相対生存率を見ると、男性8・9%、女性8・1%と、すべてのがんのなかで最も低くなっています。

膵がんの生存率が低いのはなぜ？

がんの進行度を表すものとして「ステージ（病期）」があります。

各種がんのステージは、腫瘍の大きさやリンパ節転移・遠隔転移の有無によって、それぞれ基準が決められています。I～IVまで数字が進むにつれて、より進行していることになります。つまり、ステージIよりステージII、ステージIIよりステージIII、ステージIIIよりステージIVのほうが進行していることを表します。

図表1・2を見てもわかるように、ステージが進んで発見されるほど、生存率は下がります。これは、どのがんでも同じです。しかし、膵がんとほかのがんで違うところは、膵がんは圧倒的にステージIVで発見される場合が多いということです。全体の約半数が、ステージIVで発見されています。

図表1　膵がんの2010～11年5年生存率

	対象数（人）	相対生存率（%）
膵臓	20,914	9.8
I期	1,262	45.5
II期	5,227	18.4
III期	3,695	6.4
IV期	10,070	1.4

（国立がん研究センター統計より）

図表2　胃がんの2010～11年5年生存率

	対象数（人）	相対生存率（%）
胃	93,032	71.4
I期	59,355	94.7
II期	6,715	67.6
III期	6,267	45.7
IV期	18,409	8.9

（国立がん研究センター統計より）

胃がんの統計では、半数以上がステージⅠで発見され、ステージⅣになって発見されるのは2割程度です。また、より早いステージで発見されたとしても、ステージⅠで発見された胃がんの相対生存率が94・7％なのに対し、膵がんでは45・5％です。膵がんが、早い段階で発見されても治りにくいがんであるとわかります。

胃や大腸などには、がん細胞の防波堤になる「筋層」と呼ばれる筋肉の層がありますが、膵臓にはありません。膵管上皮に発生したがん細胞が、膵臓内、さらには膵臓外へと容易に浸潤（がん細胞が増殖して周囲に広がっていくこと）していきやすいこと、また、顕微鏡でないと見えないような静脈やリンパ管への浸潤、神経周囲への浸潤、リンパ節への転移をきたしやすいことが、生存率が低い原因と考えられます。

膵がんで死なないためには定期的な検査が重要

図表3を見てわかるように、膵がんでも腫瘍の大きさが3㎜から1㎝で発見されれば、浸潤の可能性はあるものの、5年生存率は80・4％となり、ほかのがんと近い生存率になります。つまり、より早い段階で膵がんを発見することができれば、予後の改善も期待できるのです。

膵がんの約90％は、膵管上皮から発生する膵管がんです。膵がんの生存率を向上させるためには、がんがまだ膵管上皮のみにしかなく、ほかに浸潤する前の「上

図表3　膵がんの腫瘍の大きさ別の生存率

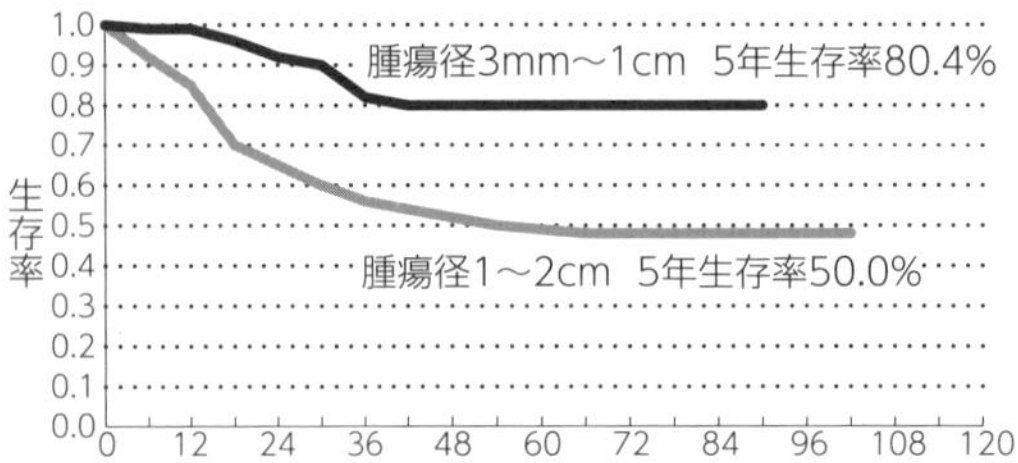

（Egawaら:Pancreas2012より改変）

皮内がん」であるうちに発見することが理想です。上皮内がんは、報告によると大半は自覚症状に乏しいですが、先行して急性膵炎[※1]が起こる場合があります。

上皮内がんや腫瘍径が1cm以下の膵がんでは、約4割の患者さんが無症状で、腫瘍マーカー（CEAおよびCA19―9）の上昇も低率（15~40%）です。検診や病気の通院中に受けた検査で、主膵管の拡張や膵嚢胞《のうほう》[※2]を指摘され、見つかることが多いとされています。

主膵管拡張や膵嚢胞が見つかった方は、医療機関の指示に従い定期的な検査をしていくことが、膵がんの早期発見に、ひいては命を延ばすことにつながります。

大切なのは膵がんのリスク因子を知ること

膵がんの原因はまだわかっていませんが、さまざまな危険因子がわかってきています。図表4は、19年版の〝膵がん診療ガイドライン〟に記載されているリスク因子です。

家族歴に膵がんのある膵がん患者の割合は3~8・7%で、近親者に膵がん患者が多いほど、膵がん発生のリスクは高くなります。第一度近親者（親・兄弟姉妹・子）に2人以上の膵がん患者がいる場合は、膵がんの発生リスクが特に高く、「家族性膵がん」と定義されています。

家族性膵がんの家系では、50歳未満発症の膵がん患者がいると、膵がんの罹患リスクが高くなり、第二度近親者以内にも膵がん患者が多くなります。膵がん患

※1 急性膵炎
食物を消化するために膵臓から消化管に分泌される酵素が、なんらかの原因で自分の膵臓を溶かし、おなかに炎症を起こす病気。急に起きるものを急性膵炎という。原因として、アルコールや胆石などが知られている。

※2 膵嚢胞
膵臓の中にできる袋状のもので内部に液体が溜まっているもの。

図表4　膵がんのリスク因子

リスク因子	
家族歴	膵がん家族歴 膵がん以外の家族歴
遺伝性膵がん症候群	遺伝性膵炎など
生活習慣病	糖尿病　肥満
膵疾患	慢性膵炎 膵管内粘液性乳頭腫瘍 膵嚢胞
嗜好	飲酒　喫煙

者には、近親者に膵がん以外のがん罹患患者も多く、胃がん・卵巣がん・大腸がん・肝がん・乳がん・肺がんなどが報告されています。

「同一家系に2世代以上にわたり複数の膵炎患者がいて、若年発症かつ胆石やアルコールの関与がない膵炎」は、「遺伝性膵炎」と定義されます。遺伝性膵炎の場合、膵がんの発症リスクは53〜87倍とさらに高くなり、発症年齢も若いといわれています。

遺伝性膵炎のほか、特定の遺伝子によって家系内に膵がんが多発する病気を総称して、「遺伝性膵がん症候群」といいます。これには、遺伝性乳がん卵巣がん症候群、ポイツ・ジェガース症候群、家族性異形多発母斑黒色腫症候群、家族性大腸腺腫ポリポーシス、遺伝性非ポリポーシス大腸がんなどが含まれ、いずれも常染色体優性遺伝疾患[※4]です。

生活習慣病では、2型糖尿病患者における発生リスクが1・94倍と高率で、50歳以降に糖尿病を発症した方や、それまでコントロールが良好だった人の血糖値が急激に高くなった場合に発見されることがあります。喫煙歴や慢性膵炎の既往がある糖尿病患者では、膵がんの発生リスクがさらに増加します。

肥満では、男性ではBMI35kg／㎡で1・49倍、女性では40kg／㎡で2・76倍、膵がんの発生リスクが上昇するといわれます。

膵臓の病気では、慢性膵炎がある場合、膵がん発生リスクが13・3倍と高率で

※4　常染色体優性遺伝疾患
親からもらった遺伝子のどちらかひとつが変化している場合に、それを受け継いだ子供が発症してしまう病気。確率的には、50％の確率で発症する。

【1型糖尿病と2型糖尿病】
1型はインスリンを分泌する膵臓のβ細胞が、もとから破壊されていることによって起こる糖尿病で、自己免疫性疾患などが原因とされています。
2型はもとからの遺伝的要因に加え、運動不足、食べ過ぎなどの生活習慣が加わって発症するものです。

す。日本で行われた、慢性膵炎と診断されて2年以上経過した患者に対する調査では、経過観察期間に応じて膵がんの罹患比率が増加していました。

膵疾患のひとつである「膵管内乳頭粘液産生性腫瘍（ＩＰＭＮ）」は、膵菅の中の粘液を作る細胞が乳頭状に増殖する病気で、主膵管型と分枝型、混合型があり、これもがん化のリスクがあります。

また、膵嚢胞のある人は、ない人の約3倍、膵がんの発生リスクがあります。膵嚢胞は、ＣＴやＭＲＩ検査で偶然に見つかることもあります。

嗜好、特に喫煙による膵がんの発生リスクは、１・68倍で、１日の喫煙本数や喫煙期間に相関して増加し、禁煙してからの期間が長いほど減少します。また、喫煙は遺伝性膵炎、糖尿病、肥満などほかのリスク因子による膵がんの発生を増加させます。エタノール換算で37・５g／日以上（日本酒なら約2合、ビールなら約１ℓ）飲酒する人は、膵がんの発生リスクが１・22倍増加し、中等量以下（日本酒1合、ビール５００㎖以下）では有意な増加は認めませんでした。

かかりつけ医を持って定期的に検査をしましょう

膵がんは、前述の通り、ほかのがんより生命予後のたいへん悪いがんです。そこで、〝かかりつけ医〟として日常の診療をするクリニック（開業医）と、その地域の中核病院[※5]とで連携して、患者さんの膵がんを早期発見しようという取り組

※5　**中核病院**
地域の総合病院のこと。一般的には、200床以上の地域連携支援病院で、自治体から認可を受けている病院。

みが、全国各地で始まっています。
図表5は、07年に開始した、中核病院である尾道総合病院と、その連携施設である尾道医師会が開始した「膵がん早期発見プロジェクト」のデータです。3年生存率、5年生存率ともに、全国平均よりかなりよい結果を示しています。このプロジェクトを開始した07年1月1日から、17年6月30日までの尾道総合病院の報告では、0期に相当する上皮内がんが24例、Ⅰ期が27例と、ほかの地域と比較して早い段階で発見された症例が多く、生存率の向上につながっています。

この膵がん早期発見プロジェクトでは、図表6のように、中核病院が地域連携施設（かかりつけ医として働くクリニック）に、『膵がん診療ガイドライン』に記載されている前述のようなリスク因子について、セミナーや市民公開講座を開催したり、ポスターなどの資料を各医院に配布したりと、啓発活動をしてきました。中核病院に整備された超音波内視鏡や磁気共鳴胆管膵管造影（MRCP）※6などの検査が膵がんの発見に有用であること、腹部超音波検査で軽微な膵管拡張を見つけるのが重要であることなどについても周知します。連携施設側がそれをもとに、中核病院と連携し、膵がんをより早い段階で見つけていけるようにするのが狙いです。

具体的には図表7のように、膵がんのリスク因子を持つ方が受診した場合、かかりつけ医は腹部超音波検査を行い、主膵管の拡張や膵嚢胞の所見が認められれば、中核病院へ紹介します。そして中核病院の外来で、超音波内視鏡、腹部CT、

図表5　尾道総合病院 膵がん生存率の推移

(%)
30
25
20
15
10
5
0
2006
2007
2008
2009
2010
3年生存率
5年生存率
7.4
23.2
22.5
27.3
20.5
16.2
20
20
20

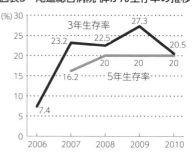

図表6　膵がん早期診断プロジェクトの概念

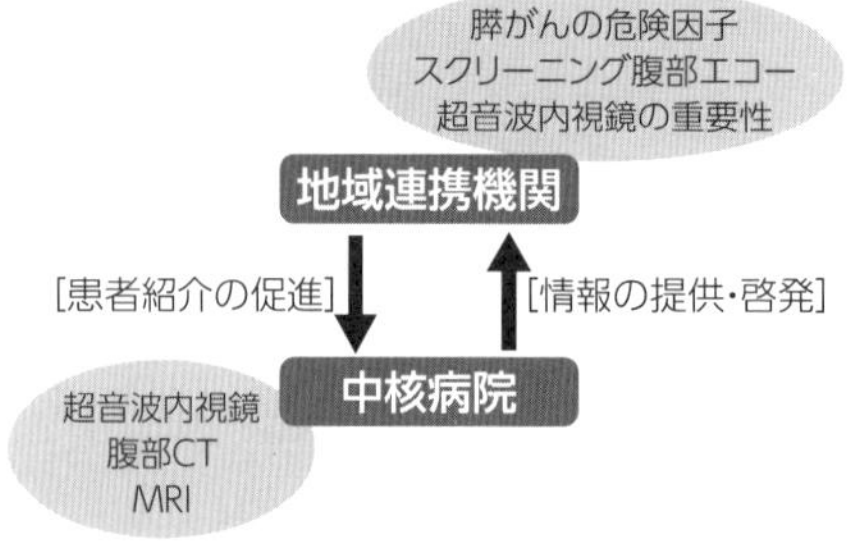

ＭＲＣＰなどの検査を行います。

その結果、精密検査が必要になった方は、入院して、膵臓の細胞や組織を採取する検査を行います。膵がんと診断されれば、進行度を調べ、ステージに沿った治療をすることになります。診断がつかない場合は、中核病院の外来で引き続き慎重に、定期的に、画像検査を行っていきます。

経過観察でよいと診断された場合は、かかりつけ医で採血や腹部超音波検査を、中核病院では外来での超音波内視鏡、腹部ＣＴ、ＭＲＣＰなどの検査を、定期的に行います。このとき、「地域連携パス」[※7]を適用して、かかりつけ医と中核病院とで情報を共有します。これを継続的に行うことで、膵臓の変化をより早い段階で発見できれば、膵がんの早期発見につながる可能性があります。


尾道での膵がん早期発見プロジェクトでは、地域の中核病院（総合病院）と地域医療機関（町のお医者さん）とで緊密に連携し取り組むことが、膵がんの予後を改善していくために、そして膵がんのリスク因子を多くの方に知ってもらうために、有効であると示されました。現在では全国各地に広がり、私が勤務する旭ろうさい病院でも膵がんリスク因子のポスターを作成し、当院登録医の先生がたのところに訪問・配布して、外来に掲示していただいています。訪れる患者さんにリスク因子を知っていただくとともに、リスク因子のある方には積極的なスクリーニング検査をしていただくよう、各院に呼びかけています。

何か所見が認められれば、病診連携により当院でさらなる精査を行って、膵が

※6　ＭＲＣＰ (Magnetic Resonance Cholangiopancreatography)
ＭＲＩの技術を使い、膵管、胆管をくわしく写し出すことのできる検査。ＣＴ同様に患者さんの負担が少なく、仰向けで横になった状態で受け、膵管や胆管の形を画像にすることができる。

※7　地域連携パス
患者さんの状態を、かかりつけ医と中核病院で共有するためのファイルや手帳で、それぞれの病院で行った検査とその結果、患者さんの状態、今後の予定などを記録していく。

んをなるべく早い段階で発見し、予後の改善、生存率の向上を目指して診療を行っています。

読者のみなさまにおかれましては、特定のかかりつけ医を決め、そこで継続的な診察や検査を受けることをお願いします。日頃からかかりつけ医とコミュニケーションをとっておくことが、健康維持につながるのは間違いありません。

膵がんはよく知って、早い段階で見つければ、予後の期待できる病気です。ひとりでも多くの方がリスクを理解し、病診連携を活用して早く膵がんを見つけられるよう、わたしたちも努力していきたいと思います。

図表7　膵がんプロジェクトの実際

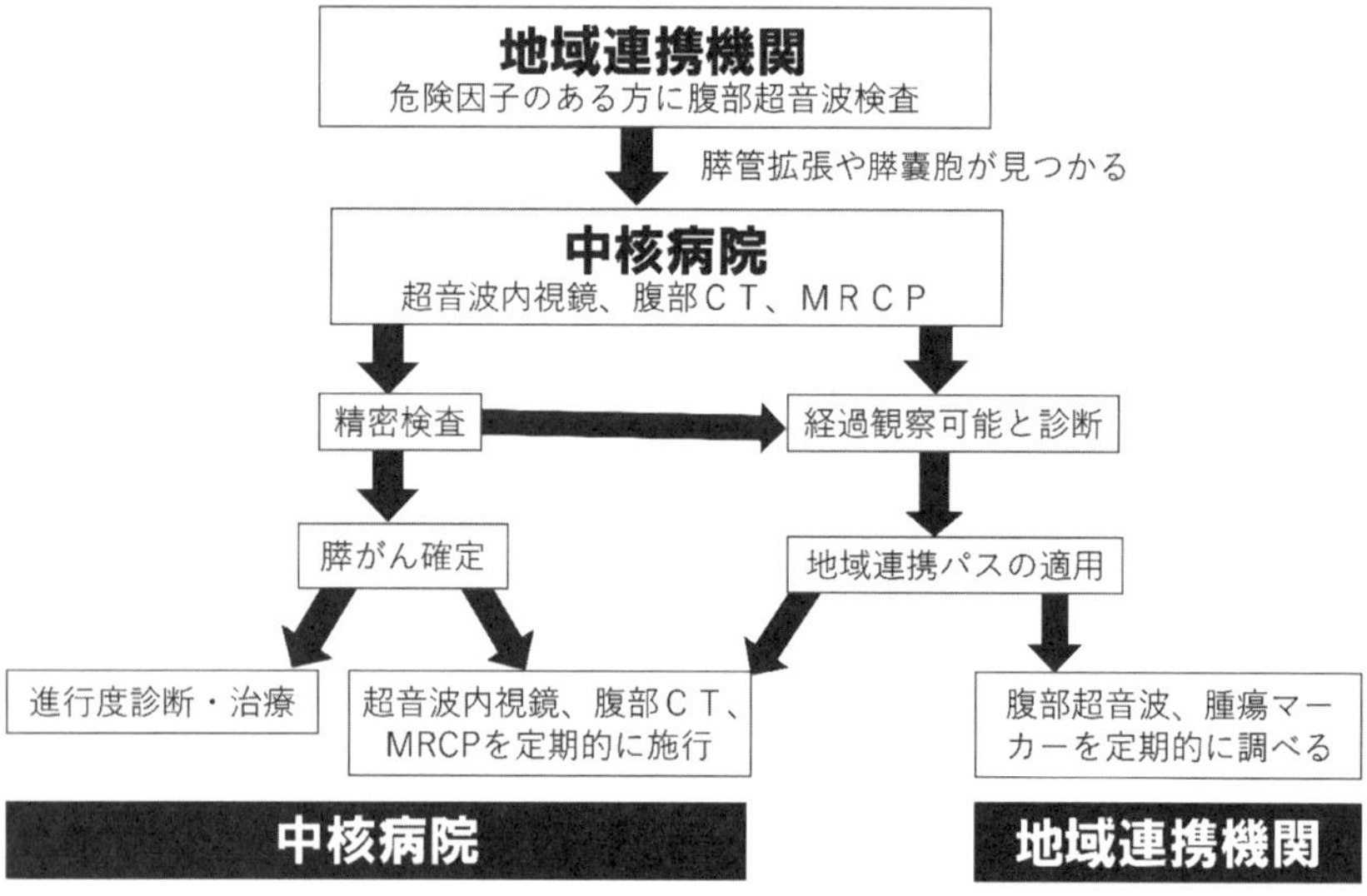

コラム
Column 2

「2040年問題」に全国最大の国公立大学病院群で立ち向かう

大学事務局　安永 早利

2025年には団塊の世代が75歳以上の後期高齢者となり、現役世代が急減して、40年には1人の高齢者を1.5人の現役世代が支えるようになるといわれています（国立社会保障・人口問題研究所）。このことから起こると考えられる、さまざまな問題を総称して、「2040年問題」といいます。

厚労省によれば、40年には85歳以上の人口は1千万人を超え、社会保障給付費（医療・介護・年金・保育など）は現在の約1.6倍増に。医療・介護のニーズが高まる一方で、医師や介護士は不足し、十分な医療・介護が受けられない可能性が出てきます。団塊の世代の子どもである団塊ジュニア世代は、親世代に比べて収入が不安定で、未婚率も高く、結婚しても子どものいない夫婦が多いため、単身の貧しい高齢者が増えると予測されています。

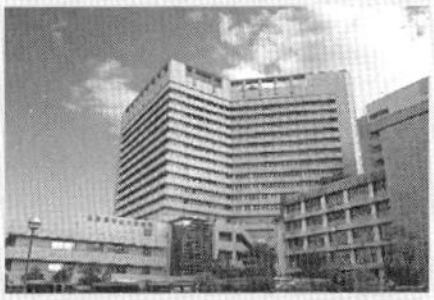
名市大病院

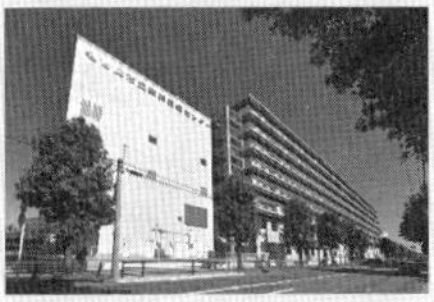
東部医療センター

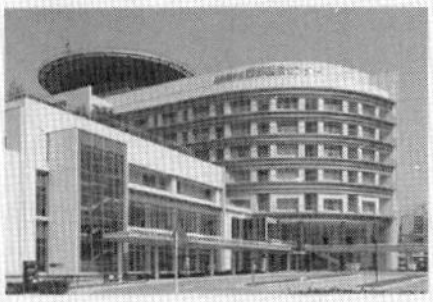
西部医療センター

一方、この巻の出版時期である21年4月に、名古屋市立東部医療センター・西部医療センターが名市大医学部の附属病院となり、国公立大学病院では全国最大の大学病院群となります。医師らをより適正に配置して専門・先進医療を強化し、各病院の特長を活かした機能分担にすることで、市民ニーズに応じた的確かつ最高水準の医療が提供できるようになることを目指しています。約1,800もの病床を擁することは、それだけ多様な症例が集まるということであり、医療人を育成する臨床研究や臨床実習の拠点としての機能も高まると期待されます。

高齢者人口がピークを迎え、患者が病院を選ぶ立場になれば、サービスの向上が、病院が生き残るためのカギとなるでしょう。名市大は安定した病院経営と医療の質の向上を図り、診療・教育・研究を加速度的に飛躍させ、そんな時代に立ち向かっていきます。

膵《すい》臓《ぞう》の良性疾患（慢性膵炎・膵石症）ーどんな病気？

名古屋市立大学医学部　臨床教授／豊川市民病院　副院長・消化器内科部長　佐野　仁

膵がんにつながる病気のひとつに、慢性膵炎があります。おなかや背中に強い痛みが出始めたら、進行を食い止める治療が必要です。日頃から予防を心がけ、定期的な健康診断で早期発見するようにしてください。

慢性膵炎とは

膵臓の良性[※1]疾患として代表的なものに、急性膵炎、慢性膵炎、膵嚢胞《のうほう》が挙げられます。「急性膵炎」は、さまざまな原因で膵臓に炎症が起こり、強い腹痛や背中の痛みを生じ、ほかの臓器にも影響が及ぶ病気です。膵臓の内部や周囲に膵液や粘液が溜まる「嚢胞」をつくることもあります。

「慢性膵炎」は、膵臓の中で炎症が、概ね半年以上くり返し続く場合を指します。2019年1月に施行された障害者総合支援法[※2]の対象となる病気です。

※1　「良性」はあくまで医学的に、がんなどの悪性疾患と対比した意味の言葉で、重症化・悪化すれば死に至ることもある。

※2　**障害者総合支援法**　障害のある人への支援を目的として定められた法律で、難病のある方の個々のニーズにも応じたさまざまな福祉サービスを利用できる仕組みを定めている。

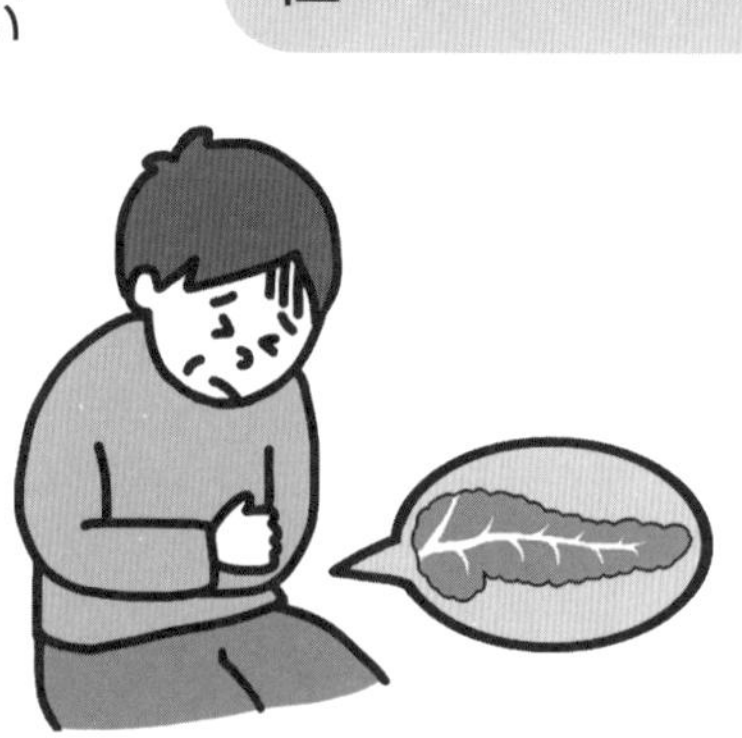

膵臓は、食べものを消化する酵素を分泌しますが、膵臓自身を分解してしまわないよう、通常は消化力※3（活性）を持たない形でつくられます。しかし、なんらかの原因で消化酵素が膵臓内で活性を持ってしまうと、炎症を引き起こし、膵臓そのものが消化されてしまいます。これが継続的に起こるのが、慢性膵炎です。正常な細胞がどんどん減り、膵臓のさまざまな働きが低下します。アミラーゼやトリプシンといった、食べ物の消化に必要な酵素を含む膵液の分泌が減り、進行すると血糖値を下げるインスリンなどの内分泌ホルモンも減少して、糖尿病（膵性）を発症します。

慢性膵炎の患者数は年間約4万7100人で、人口10万人あたり男性で54人、女性で17・6人と、男性に多くみられます（男女比 3・1：1）。慢性膵炎になる人は、大量飲酒や喫煙などの生活習慣を持つ場合が多く、それが女性より男性に多いためと考えられています。病気がよく発覚する年齢は、男性は50歳代、女性は60歳代です。これらのデータは医療機関を受診されている方のみの数値であり、実際にはもっと多くの患者さんがいると推定されています。

慢性膵炎になる原因は？

主な原因として、アルコール多飲と胆石があります。19年の慢性膵炎の診断基準では、毎日純アルコールとして60g（日本酒3合弱、ビール1・5ℓ、35度の焼酎1合）以上の飲酒を10～20年間続けていると、膵液が粘っこくなり、流れが

※3　膵臓内で酵素として働くと、膵臓自身や周囲の臓器を消化し、壊してしまうので、通常は活性化しない状態として存在する。たとえばタンパク質を分解するトリプシンは、膵臓ではトリプシノーゲンとして分泌され、別の酵素が作用することによって活性を持ったトリプシンになる。

【おなかの痛みを見過ごさないで】

最近では膵臓がんが増えて、膵臓の病気に注目が集まってきています。しかし、慢性膵炎は症状からして“胃腸が悪いのでは？”と消化管の病気と思いこんでしまいがちです。

医療者側が見落としてしまう要因もあります。たとえば、膵臓は胃の裏側にあるため、超音波検査の際に胃の内容物やガスが邪魔をして、膵臓がくわしく観察できない場合があります。採血検査でも血液中のアミラーゼを測定しますが、アミラーゼは唾液にも含まれており、膵臓からの分泌量をうまく評価できていないこともあります。

おなかの痛みが長期間続くときは、膵炎も疑って病院を受診してください。また、お酒をよく飲む方は、アルコールが肝臓だけでなく、膵臓にもダメージを与えることをぜひ覚えておいてください。

滞るとされています。[※4] すると膵管内の圧力が増し、膵臓から分泌される消化酵素が膵臓自身を溶かしてしまいます。

膵臓が自身でつくる酵素によって溶かされ、炎症が起きた結果、膵臓で酵素をつくっている「腺房細胞」が破壊されて「線維細胞」に置き換わり、膵臓全体が硬くなってしまいます。膵管も破壊され、いたるところで細くなり、やがて膵臓の中に石灰化した結石（膵石）が生じ、膵臓自体が小さくなります（萎縮）。これが「アルコール性慢性膵炎」です。

そのほか、胆石や脂質異常症、膵管の奇形なども慢性膵炎の原因となり、その頻度は７％程度とされています。

また、非常にまれですが、遺伝する膵炎（常染色体優性遺伝）の報告もあります。膵臓から分泌される消化酵素のひとつ、トリプシンの遺伝子に異常が起こると、小児期から急性膵炎をくり返し、約半数の患者さんが慢性膵炎になります。通常、慢性膵炎自体は遺伝しませんが、ご家系に小さい頃から膵炎をくり返している方が複数みえる場合は、専門の医療機関へのご相談をお勧めします。

膵臓内部の炎症は、活性化した酵素がまた次の酵素を活性化して…と連鎖的に広がります。炎症の広がり方は人によってさまざまですが、基本的には膵臓全体に及びます。一度線維化して硬くなってしまった組織は、通常元には戻りません。

※4 膵管は膵臓の中を網の目のようにめぐっており、川の流れがだんだん支流から本流につながるように集まって、最終的に胆管と一緒になって十二指腸(乳頭部)に注ぐ。
詳細な機序は明らかではないが、膵管内の圧力が上がると、膵臓の腺房細胞から分泌される消化酵素に異常活性がもたらされるといわれている。

図表1　慢性膵炎が進行する様子

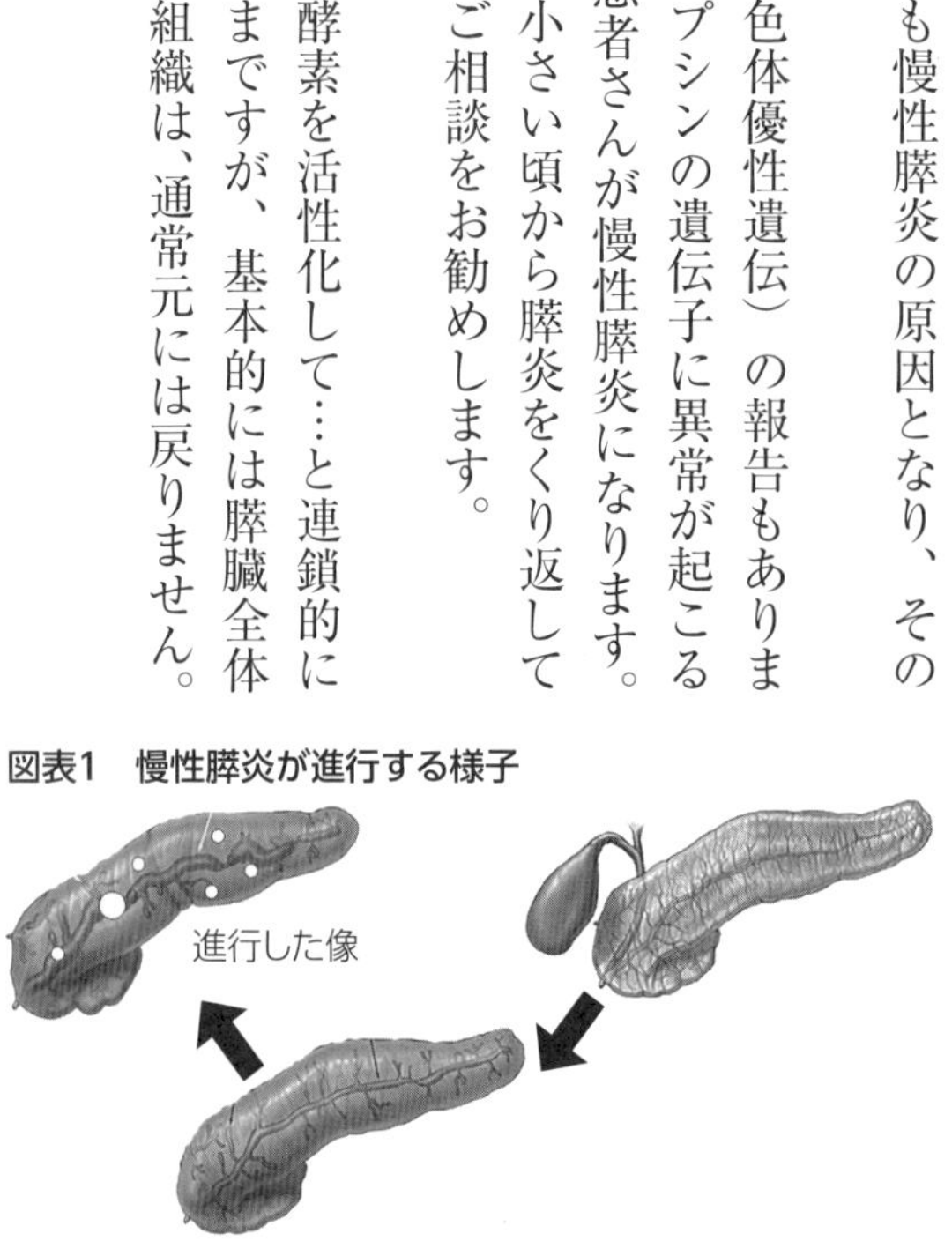

一番左の膵臓上の〇の部分が膵石

どんな症状なの？

慢性膵炎の典型的な症状として、おなかや背中の痛みが約80％の方に認められます。腹部の鈍重感や吐き気・嘔吐《おうと》、膨満感、下痢《げり》などは、ほかの胃腸病でもみられますが、膵炎の痛みの特徴は、食後すぐに現れることが比較的少なく、数時間後（半日から1日後）に起こることが多い、ということです。たとえば、夕食に脂肪分を多く含む食べ物をたくさん食べたり、大量のアルコールを飲んだりした後、夜中や早朝に強い腹痛発作を起こすなどといった具合です。しかし、痛みを感じない場合もあります。

慢性膵炎の経過

慢性膵炎は40～50歳代から発症することが多く、原因が除去されなければ炎症が持続するため、徐々に進行し、やがて膵臓のさまざまな機能が低下していきます。

症状が進行していく経過は、概ね3つの時期に分けることができます。

①代償期：膵臓の働きが保たれている初期の段階。おなかや背中の痛みが主な症状です。

②移行期：慢性膵炎が進み、次第に膵臓の働きが落ちていく時期。腹痛は軽くなってきますが、下痢など消化吸収不良の症状が現れてきます。

写真1　慢性膵炎の腹部CT画像

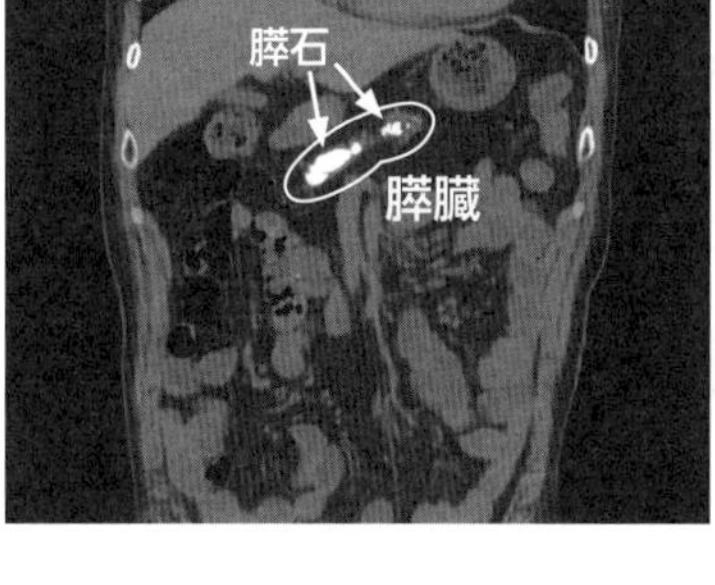

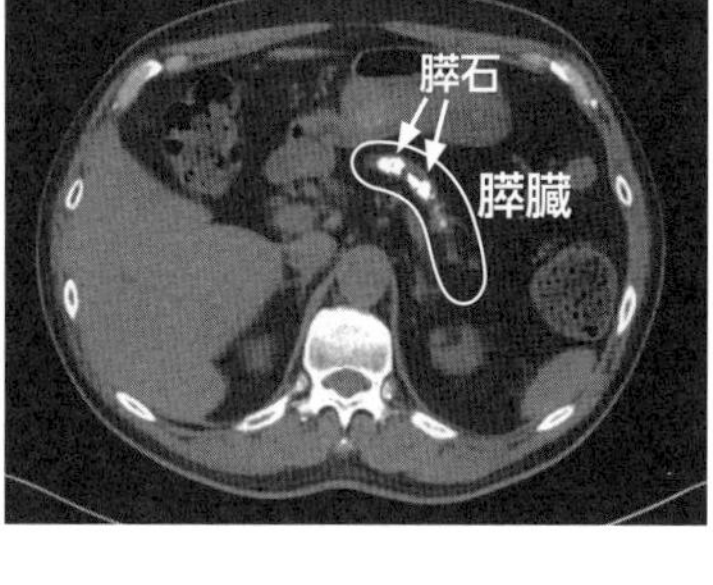

③非代償期：外分泌、内分泌機能ともに低下してきます。外分泌機能の低下として、消化酵素の分泌が不足し、下痢、脂肪便などの消化不良症状、栄養不足による体重減少が起こります。分泌機能の低下としては、血糖値を下げるインスリンの分泌が減少し、高血糖、口の渇き、多飲といった糖尿病（膵性糖尿病）による症状が現れます。慢性膵炎では、血糖値を上昇させるホルモンであるグルカゴンの分泌も低下するため、1日の血糖値の変動幅が大きくなり、通常より低血糖を起こしやすいことも特徴のひとつです。

どうやって診断するの？

慢性膵炎では、血液や尿中のアミラーゼなど膵酵素の値に異常が認められます。数値異常を見つけたら、CT検査や内視鏡検査、または超音波内視鏡を使って膵臓の組織を採取する検査を行い、総合的に診断していきます。

画像診断としては、患者さんの負担が少なく簡便に行えるという利点から、主に腹部超音波検査が最初に行われます。膵石や膵管の拡張など、特徴的な所見が認められれば、慢性膵炎の診断を確定することに非常に役立ちます。

また、腹部CT検査やMRIで胆管や膵管の形態を評価できる「MRCP」を定期的に行うことで、膵臓や周囲の胆管への炎症による変化がより確認しやすくなります（写真2）。

最近では、慢性膵炎をより早期に診断するために、内視鏡の先端に超音波装置

写真2　慢性膵炎の進行に伴う画像所見の変化

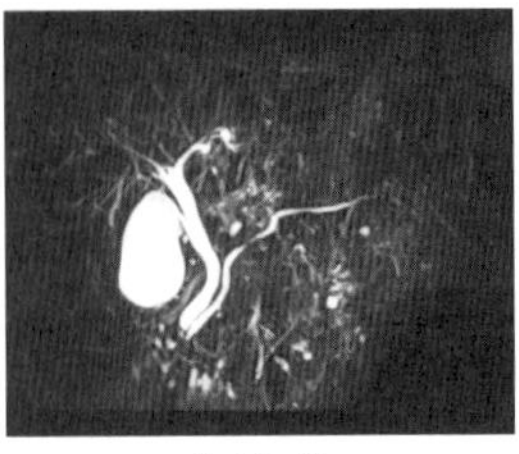
約1年後

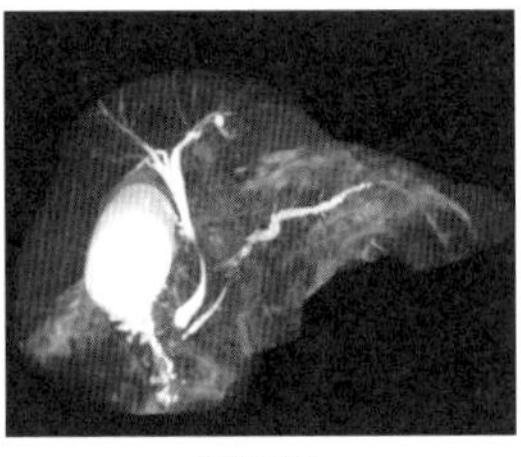
診断時

胆管の下部が、周囲の膵臓の炎症が及んで細くなっている

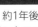

のついた「超音波内視鏡（ＥＵＳ）[※5]」による膵臓の観察が行われています。よりくわしい観察が可能なＥＵＳは、慢性膵炎に合併することのある膵がんの早期診断も含め、さまざまな膵臓疾患の精査に用いられます。

※5 endoscopic ultrasonography の略

どんな治療をするの？

慢性膵炎の治療は、生活習慣の改善（禁酒や食事療法）や、薬物治療などが原則です。しかし、膵石などが原因で腹痛などの症状が改善せず、くり返し入院を要する場合には、内視鏡を使用した膵石の除去や、体外衝撃波で結石を破砕するなどの内科治療が行われます。

薬物などで痛みをコントロールできない場合は外科的な治療を考慮します（図表２）。症状がまったくない場合は、経過観察となります（『膵石症の内視鏡治療ガイドライン２０１４』より）。

慢性膵炎の合併症として生じる膵嚢胞や膿瘍に対しても、まずは内視鏡的処置を選択しますが、再発をくり返す際は外科的治療を必要とします。

食事療法

まずは、慢性膵炎と関連があるとされる飲酒をやめる必要が

図表2　膵石症の内視鏡治療ガイドライン

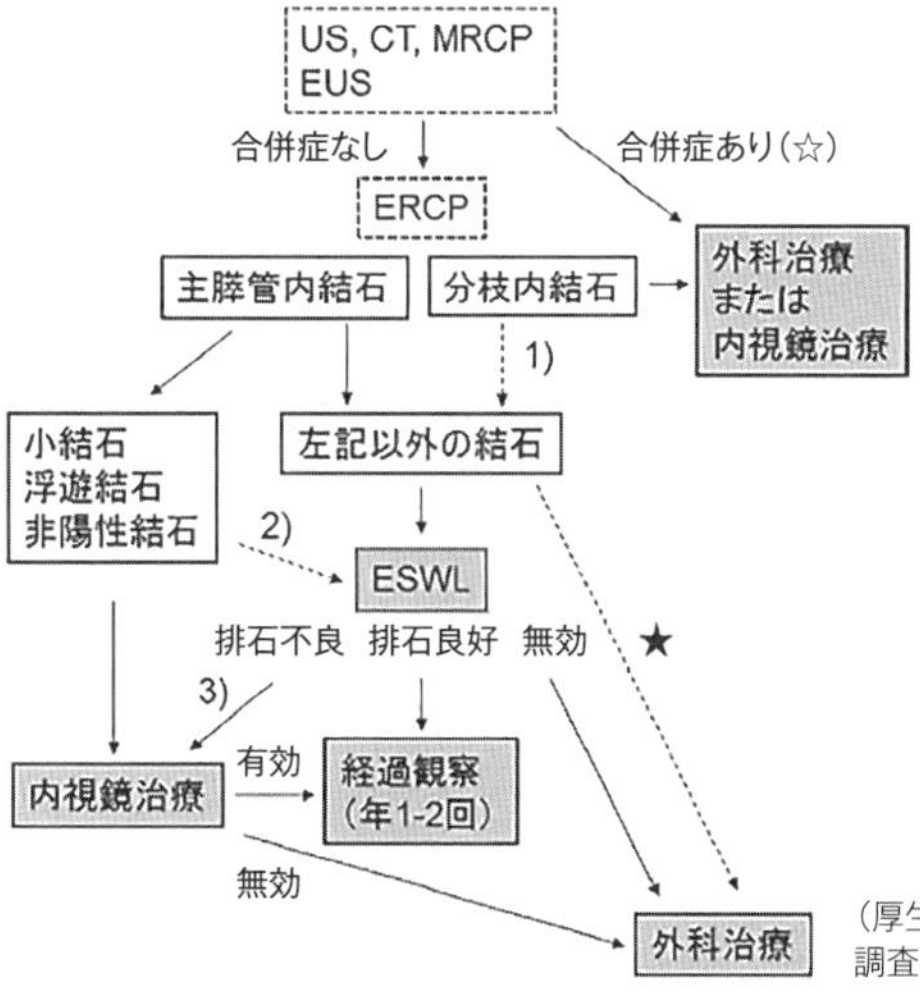

（厚生労働省難治性膵疾患調査研究班・日本膵臓学会）

あります。飲酒を続けると、腹痛、背部痛といった症状がくり返されます。膵石症の方では禁酒することで、確実に腹痛発作が減らせます。飲酒を継続すれば、膵臓の内外分泌機能の低下は早くなります。

そのほか、喫煙や過食、カフェインや炭酸飲料、香辛料も控える必要があります。また、過労を避けストレスを溜めないなど、生活習慣を改善するよう心がけることも大切です。

薬物療法

腹痛発作をくり返す時期には、非ステロイド系消炎鎮痛剤[※6]、鎮痙剤《ちんけいざい》[※7]、胃酸分泌抑制剤などを内服します。膵臓での炎症を抑えるため、膵酵素阻害剤も併用されます。

非代償期になると、体重減少、栄養不良、下痢症状など消化吸収障害による症状が現れるため、消化酵素薬も大量に補充します。糖尿病を発症した場合は、インスリン投与を行います。

内視鏡治療

慢性膵炎では、膵石や炎症のため膵管が細くなり、膵液の流れが滞りがちになります。内視鏡治療では、膵液が滞る原因となる結石を除去したり、膵管を拡張

※6　非ステロイド系消炎鎮痛剤
ステロイドを長期内服することによって起こる副作用（消化性潰瘍、感染症にかかりやすくなるなど）を軽減し、体内で炎症を引き起こす物質の生成を抑える薬。

※7　鎮痙剤
消化管の動きを抑えて痛みを和らげる薬。

したりすることで、内圧を下げて症状を和らげます。

①内視鏡的膵石除去術

大きさが5㎜程度までの小さな膵石が、主膵管の中に数個だけの場合は、この方法がとられます。内視鏡を通した「バスケットカテーテル」という処置具を使って取り出します。膵管の出口（十二指腸乳頭部）から入れたガイドワイヤーという細い針金に沿わせて、先端に風船のついたカテーテル（バルーンカテーテル）を送り込み、風船を膨らませ、かき出して除去する方法もあります（図表3）。

ただし、大きな膵石や、膵管の出口までの間の管が炎症で非常に細くなっている場合は、取り出すのが困難です。

②内視鏡的膵管ドレナージ術

膵石により奥の膵管内の圧が上がることが痛みの原因となっている場合や、膵管内に感染が起こった場合には、一時的に膵管内の圧を下げ、膿を除去する必要があります。このような場合に行うのが「内視鏡的膵管ドレナージ術」で、前述のバルーンカテーテルの場合と同様にガイドワイヤーを入れた後、ワイヤーにかぶせる形でプラスチック製のチューブ（ステント）やカテーテルを膵石のさらに奥まで入れ、膵液や膿の排出を促します（写真3）。

この処置は、体外衝撃波による膵石の破砕治療の前にも、破砕片が詰まって起こる膵炎を防ぐため行われます。慢性膵炎の合併症として、膵臓やその周囲に炎

写真3　内視鏡的膵管ドレナージ術

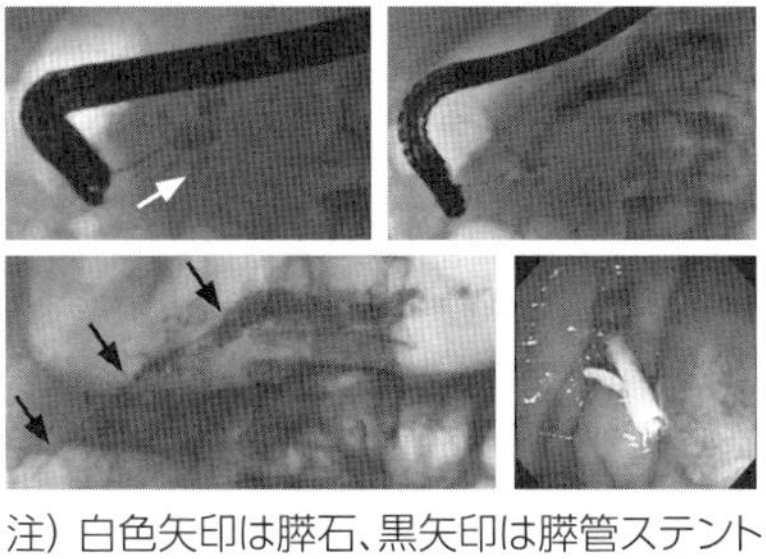

注）白色矢印は膵石、黒矢印は膵管ステント

図表3　膵石バルーン除去

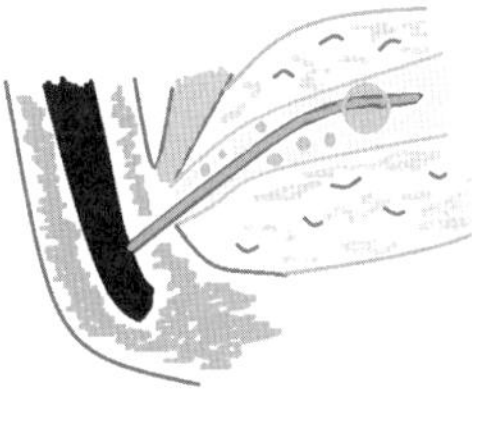

先端に風船つきのカテーテル（バルーンカテーテル）を膵石より奥まで挿入し、風船を膨らましたのちに十二指腸側に引き抜いて膵石を除去する

症で漏れ出た膵液が溜まり、嚢胞に感染が起こって膿が溜まることがありますが、このような場合にも行われます。

③体外衝撃波結石破砕療法（ＥＳＷＬ）[※8]

この治療法は腎臓結石の治療に用いられていますが、最近は膵石に対しても広く普及しました。原則として、大きな結石が詰まり、膵管の内圧上昇のため腹痛を生じているような場合に行います。症状がない場合でも、結石の詰まりを防ぎ、膵機能を改善するために行われることがあります。

慢性膵炎の腹痛に対するＥＳＷＬの効果は、内視鏡治療との併用で、短期的には78～１００％と、極めて有効とされています。日本では多くの施設から報告があがっており、ＥＳＷＬにより膵石の約73％が消失し、４年ほどの観察期間で平均90％の方の症状が緩和されています。

※8 extracorporeal shock-wave lithotripsyの略

手術治療

薬物療法や内視鏡的処置を施しても、くり返し腹痛などの症状が起こり、たびたび入院治療を要する場合や、内視鏡的ドレナージでも症状が改善しない場合には、外科的治療が考慮されます。

①膵管ドレナージ手術

膵石や膵炎の炎症で膵管が細くなると、奥の膵管は拡張し、太くなります。こ[※9]の太くなった膵管を、管に沿って切開して開いた空腸と縫い合わせる方法です。

②膵切除術

膵炎の炎症が強く、膵石が多発して痛むような場合、膵臓を一部切除します。最近では、慢性膵炎の合併症の治療のため、腹腔鏡により[※10]嚢胞と胃や小腸をつなぐ手術なども行われています。

手術で約9割程度の方は痛みが抑えられますが、膵機能の低下が懸念されます。術後は消化酵素の補充や、糖尿病の出現・悪化に対する治療が大切になります。

※9　膵液が十二指腸に流れるのが、膵管の開口部からだけだと、途中に膵石などができたときに詰まってしまう。そこで、膵管を開いて腸と縫い合わせると、膵液が幅広く腸へ流れ出るようになり、膵管内の圧が上がらず、炎症が起きにくくなる。もともと、膵液は十二指腸に流れ出た後、空腸へ到達するので、消化機能の面では大きなデメリットはない。

※10　膵炎の炎症により液体が貯留した嚢胞は、多くの場合、膵管とつながっていて、感染が起きた場合に膿が溜まるので、膿を出す経路として胃や腸管とつなぐ処置を行う。

まずは予防を心がけて

日頃から食事を摂る際にはよくかみ、ゆっくり食べることを心がけ、まず生活習慣を改善することが、慢性膵炎の予防につながります。もし慢性膵炎と診断され、腹痛などの症状があれば、薬物療法や内視鏡治療で病気の進行をできる限り食い止めることが必要です。

慢性膵炎は進行性で、悪性腫瘍を合併したり、糖尿病に発展することも多い病気です。定期的に健康診断を受け、早期発見し、症状に合わせて治療することが大切です。

かかりつけ医をもちましょう

元名古屋市立大学医学部　臨床教授／奥田内科クリニック　院長
奥田　宣明

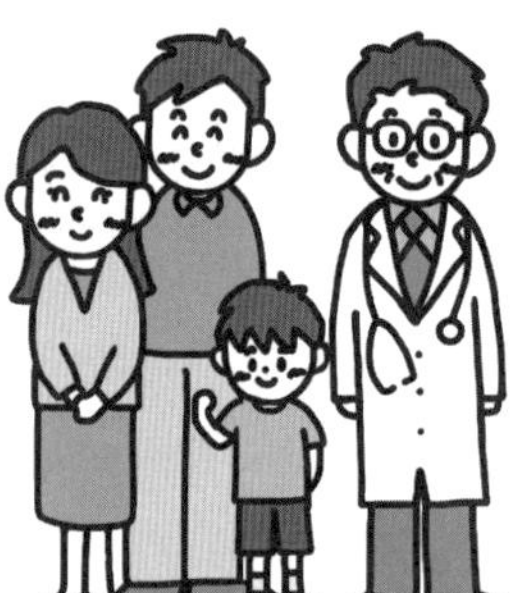

「かかりつけ医」を持ち、日ごろから健康状態をチェックし、なんでも気楽に相談することが、病気の予防や早期発見につながります。ぜひかかりつけ医を持って、安心できる生活を送ってください。

かかりつけ医とは

「かかりつけ医」という言葉が最近よく聞かれるようになりましたが、あなたはこの言葉からどんな医師像を思い浮かべますか？

たとえば洋服を買おうとして迷ったとき、店員さんや自分のことをよく知る仲間に、意見を聞いたり相談したりしませんか？ それと同じように、身体のことについて気になる症状や所見がある場合に、自分の不安を減らしてくれる、医学的知識のある相談者が身近にいるとしたらいかがでしょうか？ 安心できると思いませんか？

生きるうえでの基礎を表す言葉に「衣食住」がありますが、最近では「医食住」ともいわれます。生きるための土台は、健康です。身体にいろいろな不安があっては、生活そのものが成り立ちません。自分の身体をよく知り、いざというときには頼りになる医師が、必要ではないでしょうか？

かかりつけ医が命を救うことがある

以前、わたしのところに「気持ちが悪いので胃薬を処方してほしい」と車で来院された患者さんがいました。この方は、普段は高血圧などで当院に通院している方で、気分の悪さを胃の病気だと思い、受診されました。

しかし「かかりつけ医」としては、患者さんの様子がなんとなくいつもと違うと感じ、心電図をとったところ急性心筋梗塞でした。すぐに救急車を要請し、急性心臓疾患治療室（ＣＣＵ）に搬送しました。搬送の途中で心停止となりましたが、緊急治療の結果、ほぼ後遺症なく仕事に復帰することができました。

もし自宅で胃薬だけ飲んでいたり、胃の内視鏡検査の電話予約だけをして、すぐに受診していなかったら…と思うとゾッとしませんか？ いつもの診察で患者さんの普段の様子がわかっていたため、助けることができたと思っています。

たとえば胸の痛みひとつとっても、循環器病の狭心症、心筋梗塞や大動脈瘤《りゅう》、呼吸器疾患の気胸※1や肺炎、あるいは帯状疱疹《たいじょうほうしん》※2や肋間《ろっかん》神経痛、さらには心身症※3など、

【かかりつけ医をお持ちでない場合は】

名市大の東部医療センターと西部医療センターは、愛知県から「地域医療支援病院」として承認を受けており、かかりつけ医をお持ちでない患者さんには、かかりつけ医を探すお手伝いもしています。お気軽にご相談ください。

紹介後は、かかりつけ医が患者さんの治療、経過観察、薬の処方などを行います。症状などが悪化し、大きな病院での治療が必要と判断された場合は、かかりつけ医が患者さんの診療情報を記載した紹介状を作成し、適切な医療機関を紹介してくれます。

〈お問い合わせ先〉
東部医療センター地域医療連携センター　052-723-7359
西部医療センター地域医療連携室　052-991-8145

※1　気胸
なんらかの原因で肺に穴が開いてしまい、肺の外側の胸腔に空気が漏れ、肺がしぼんでしまう病気。

たくさんの病気が原因として考えられます。特にある程度年齢を重ねた方は、複数の病気をすでに抱えていることも多く、いろいろなことを考えて不安に陥ってしまうでしょう。

こんなとき、日頃から診察している医師ならば、これまでのデータや患者さんの所見などから、診断を絞り込むことができます。緊急性の病気なのに本人の自覚があまりない、あるいはそんなに心配のいらない状態なのに本人がパニックに陥っている、というような場合においても、比較的早い見定めができるでしょう。それが「かかりつけ医」なのです。

専門医とかかりつけ医の違い

ここで少し、専門医とかかりつけ医の違いを説明しましょう。

医学部を卒業し、医師になった後の進路には、研究者として進む基礎医学の道と、外科や内科などの診療科に所属し働く、臨床医の道があります。臨床医は、主に総合病院などで専門医としての技術を身につけ、研鑽《けんさん》を積んでいくことになります。そこからさらに、自分の専門性を伸ばすため、その分野の研究をどこまでも突き詰めていく研究者タイプの「専門医」と、自身の専門を生かした診療科で開業する者とに分かれます。

しかし、「かかりつけ医」となるには、自分の専門以外にも多岐にわたる知識が必要で、専門医とは異なる研鑽が求められます。診察の際に重要な、コミュニ

※2　**肋間神経痛**
肋骨に沿った神経が痛む症状。痛みの原因には、胸椎椎間板ヘルニア・脊椎腫瘍などさまざまな病気が挙げられるが、胸部に発症した帯状疱疹によって起こる場合もある。
帯状疱疹はみずぼうそうのウイルスが神経に沿って悪さをする病気で、皮膚にぽつぽつした「皮疹」を起こすが、肋間神経痛を起こす場合は、皮疹の有無にかかわらず、皮膚の表面に「ジクジク」「ヒリヒリ」した持続的な痛みが出る。

※3　**心身症**
心理・社会的な要因で、体に障害が出ること。あらゆる臓器に現れる可能性があり、胸に急に締めつけるような痛みや動悸が生じることもある。

ケーション能力も高める必要があります。特に日本人の死因の大部分を占める生活習慣病と認知症は、患者さんの日々の様子を観察することが重要なので、日本医師会ではこれらについての研修会を定期的に開き、「かかりつけ医」を育成しようとしています。

専門医の行う「医学」とかかりつけ医の行う「医療」

大学の医師は、「医学」としての学問を追及する研究者です。目の前の病人というよりは、病人の持つ〝病気〟が研究対象で、その病態解明や新しい治療法を一生かけて模索するのです。研究した新しい知見を患者さんに応用することが目的ですから、時には新しい治療がうまくいかなかったり、思わぬ副作用が出たりすることもあるでしょう。しかし、これまでの治療で治ることがなかった病気が治るようになったりする、これが「医学」という学問のなせる業です。

これに対し、かかりつけ医は、病気を診るのではなく、病気を持った〝患者さん〟を診ています。相手の立場に立ち、家庭環境や性格、職業など、患者さんを取り巻く一連の背景にも配慮しながら、病気を考えます。必要な場合は専門医を紹介する、連携診療も行います。これが「医療」だと思います。

このように、医学と医療は、最終目標は同じでもその過程が異なります。このことが時に医師と患者の関係にも影響することがあります。

図表1　かかりつけ医の仕事とは

1. すべての病気を簡単にわかりやすく説明する：病気を知れば不安は減る
2. 「死因」となる病気について知識を持ち、優先順位をつけて予防と早期発見につとめる
3. 生活習慣病のリスクについて患者さんによく説明し、治療にあたる
4. 認知症や脳梗塞後遺症など、介護が必要な患者さんに対しては、介護計画を立案する
5. 必要に応じて、他の診療科や総合病院と連携する
6. そのほか：休日診療所出務、予防接種、乳幼児健康診査、保険審査、学校医など、行政や医師会との共同社会貢献

医師も、なりたての頃は知らないことが多く、患者さんの診療に不安を感じることがあります。不安が根底にあると、人は相手に対して、時に高圧的な態度で接するようになりがちです。不安を抱えた医師は、いろいろな病名や横文字を並べて、むしろ患者さんにわかりにくく話してしまうと聞きますし、不安の裏返しで〝モンスターペイシェント〟が生まれることもあります。医師も患者も、お互いを気遣う気持ちが大切だと思います。

患者さんの不安に応えるのが「かかりつけ医」

不安は〝知らない〟ということから発生する感情です。昨今、インターネットを見れば情報が溢れていますが、フェイクや自分にとって都合のよい情報のみを取捨選択してしまうこともあり、偏りが生じます。患者さんが複雑な医学を短時間でいちから理解しようというのには、無理があるでしょう。

やはり「餅は餅屋」といいますか、医師に任せるべきで、いろいろ相談ができる医療関係者すなわち「かかりつけ医」がいれば、安心につながります。最近では医療のみならず介護関係の問題も出てくるので、これについても身近な専門家が必要でしょう。

日本医師会と病院協会では、「かかりつけ医」を〝なんでも相談できるうえ、最新の医療情報を熟知し、必要なときには専門医、専門医療機関を紹介でき、身近で頼りになる地域医療、保健、福祉を担う総合的な能力を有する医師〟と定義

【モンスターペイシェントの実例】

頭痛があり、大きな病院を受診したい、と当院を受診された患者さん。診察室に入るやいなや、看護師に〈女は向こうに行ってろ!〉と言い、紹介状を書くとそれを取り上げ、〈この文面(頭部精査をお願いします)では、俺は頭がおかしいということになるだろ〉と言っていきなりどなってきました。この患者さんは、その後診察時間を見計らっては、何度も非通知で執拗に電話してきました。

【不安を抱えた医師がしてしまうこと】

自分がわからないことを聞かれた際に、そんなことを聞く患者さんはおかしい!と拒絶してしまう医師がいます。前の病院で、「ここでは診れないからほかへ行ってくれ」、「あなたの都合でほかへ行くのだから紹介状は記載しません!」と横柄な態度をとられたという患者さんが、当院を受診されたことがあります。ことの詳細は不明ですが、こういったケースはたびたびあります。患者さんの不安を増大させないためにはどうしたらいいのか、常に私自身も気をつけなければと考えております。

しています。

たとえば咳や痛みなど、一般的な症状でも、多数の診療科に関わることがあります。身体に変調をきたしたとき、どの診療科を優先的に受診したらよいのかわからないことも多いと思います。そんなとき、総合的な医療の知識を持って、病気を見分け、患者さんにわかりやすく説明し、まずは不安を解決するのが「かかりつけ医」なのです。

病気に優先順位をつけて、診断する

ここで病気とはなにか、考えてみましょう。病気とは「ホメオスターシス」が破綻した状態です。ヒトの身体は、何十兆もの細胞から成り立っています。すべての細胞は合目的的[※4]に連携適応し、見かけ上はひとりの身体が常に同じ状態であるように、平衡状態を保っています。このことを「ホメオスターシス」といいます。厳密には、血圧や血液性状はもちろん、体重ですら1秒たりとも同じではありません。

「ホメオスターシス」が崩れて、自他ともに「身体が普段と同じ状態でなくなってしまった状態」が病気です。病気は最も簡単に分類すると、〝直接死に至る病気〟と〝直接死には至らないがQOL(生活の質)を害する病気〟に分けられます。〝直接死に至る病気の代表〟は、がん、心血管病、感染症、事件・事故です。一方、〝QOLを害する病気〟は主に、眼科、皮膚科、整形外科で多くみられます。

※4 合目的的
ある物事が一定の目的にかなっているさま。

病気を早期に発見し、予防・治療したり、専門医に紹介したりするのが「かかりつけ医」の仕事ですが、診断するときはまず、どんな可能性も見逃さないよう、目の前の患者さんの症状から考えられるすべての病気を考慮します。

ただし、医学や研究と異なり、医療では確率とそれに基づいた効率のよさが重要です。「よくある病気」から優先的に検討できるよう、「かかりつけ医」には、国民が主にどんな病気で亡くなっているかを把握しておくことが求められます。

参考資料として、図表2に2019年の医療統計を表示します。19年には、年間136万人が亡くなりました。日本人の死因となる病気は、図表3の通り、主に3分の1ずつ、がん、心血管病とそのほか（感染症や事件・事故など）に分けられます。心血管病とは、脳卒中や心筋梗塞などのことです。新型コロナによる死亡者数は年間6千人程度ですが、不安でパニックになる患者さんもいます。

がんも心血管病も、主に生活習慣病から発症します。患者さんが抱える生活習慣病を個人ごとに分類管理し、病気の早期発見や治療、老化の予防をするのも「かかりつけ医」の仕事です。

「かかりつけ医」に生活習慣病を管理してもらいましょう

生活習慣は、あらゆる病気に関与しています。「かかりつけ医」は患者さんの微妙な変化に気づき、問題があれば細かく指導します。

特に死因第2位の心血管病は、高血圧、糖尿病、脂質異常症、ストレスなどか

図表2　令和元年の医療統計

総死亡者数:136万人　※出生数は86万人
■悪性新生物（38万人）　肝胆膵8万/肺7.6万/胃食道5.5万/大腸5.2万/婦人科系2.5万/血液がん2万
■循環器系（36万人）脳卒中　11万/心不全8.6万/虚血心6.7万/不整脈弁脈症4.5万/動脈瘤2万
■呼吸器系（19万人）　肺炎（コロナ以外）10万/インフルエンザ3,600
■がん以外の消化器系（5.3万人）
■傷害および外因（6.7万人）
■老衰（10万人）
■そのほか（15万人）　腎不全、出産時、先天奇形など

（厚生労働省の統計一部改変）

ら血管の老化が引き起こされることにより、発症します。これらは日々の異常が積み重なることで発症しますので、予防には日常の健康管理が最も重要です。高血圧なら循環器科、糖尿病や脂質異常症なら代謝内分泌科、と治療に対応する医療分野もさまざまです。

「かかりつけ医」は生活習慣病を総合的に治療します。たとえば投薬治療は、採血結果によく書かれている基準値だけを目標に行うのではありません。患者さんの年齢やほかの合併症、服薬状況なども考慮し、疾患判別値や診断閾値などと比べて組み立てます。同じ病気でも、治療方法は個々に合ったオーダーメイドとなります。

すべての生活習慣病において、治療の基本は、食事、運動、ストレス管理です。これらで不十分な場合は薬物療法となり、薬を継続して飲むことが重要になります。

図表4に、患者さんが薬を飲みたくなくなる理由を挙げました。一生長く飲み続けなければいけないような場合、薬の副作用が心配になって、途中で服薬をやめたり、量を調節されたりする方がいますが、自己判断は禁物です。「かかりつけ医」から服薬の意義をしっかりと聞き、納得したうえで治療を受けるのが望ましいでしょう。

「かかりつけ医」のそのほかの仕事

①認知症や脳梗塞後遺症などの介護計画の立案

図表3　現代の日本人の死因

人の死因は、ほぼ3分の1ずつに分けられる
（人はこれでしか死なない）

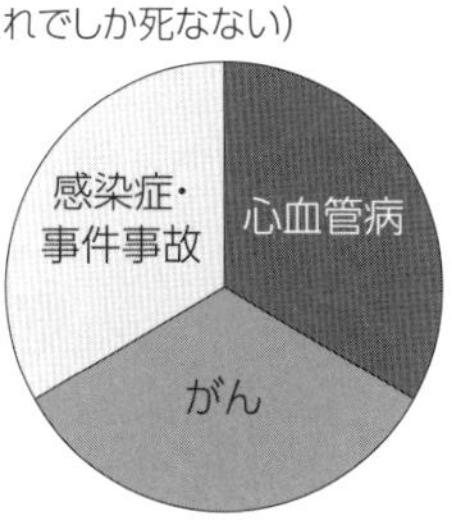

【基準値と正常値】

基準値は、異常のないと思われる人を多数集めて調べ、その95％が入る範囲の数値。これに対して正常値は、患者さんごとに経年変化や全身の状態を判断して決めるもので、すべての患者ごとに異なる。疾患判別値や診断閾値は各学会などで定義するもので、その範囲を逸脱した場合、病気と診断される。

介護の面では、心血管病の後遺症以外にも、うつ病や認知症など、本人のみならず家族や周囲の人が困る病気が多くなり、問題となっています。

「かかりつけ医」は医療保険以外に、介護保険についても役割を果たします。主治医意見書の作成など介護度の認定に関わったり、ケアマネジャーと情報交換をしながら医療介護福祉の連携をしたりもします。このとき、利用者さんの病気や性格、さらには家庭環境までを考えながら、介護計画に関与します。

②連携医療：診診連携、病診連携

「かかりつけ医」は、必要に応じて専門医を紹介し、入院や手術などを迅速に行えるよう連携医療を行います。迅速な診断に続く迅速な連携医療で、早期治療が可能となります。「かかりつけ医」が連携先の病院の詳細を知っていれば特に、スムーズな治療に繋がることがあります。

心配があるからといって、最初から大きい病院や大学病院に直接行ってしまうと、待ち時間は長くなり、場合によっては多数診療科を受診することになって、それぞれで検査の予約をしたりと、非常に時間がかかることになります。

まずは「かかりつけ医」に総合的な判断をしてもらうことをお勧めします。

③そのほか：社会貢献

診療所の医師は、休日診療所出務、予防接種、乳幼児健康診査、保険審査、学校医など、行政や医師会と共同での社会貢献を行っています。かかりつけ医が担

図表4　患者さんが薬を飲みたくない理由

- 薬は毒だ、副作用が心配だ
- 血圧や血糖などが高いのは、今だけだ
- 生活習慣を改善すればよくなる
- 長生きしても仕方ない（…不安の裏返し?）
- 面倒だ、時間がない、お金もない
- 今どこも悪くない、症状もない
- ほかの医療機関からたくさん薬をもらっている

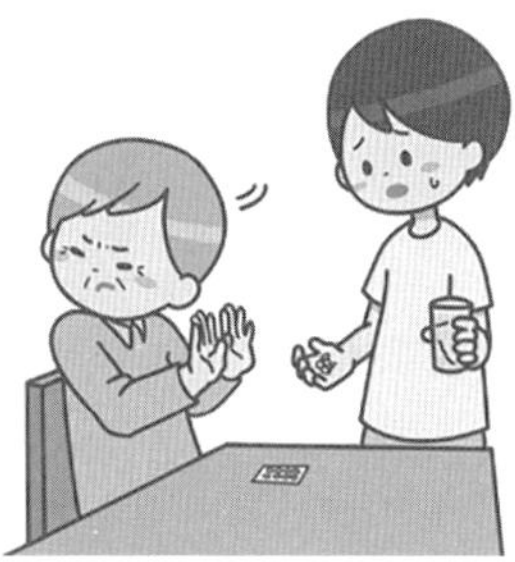

当の場合、患者さんもホッとされることが多いようです。

これからの医療のために

このように「かかりつけ医」は、トータルに患者さんを診察します。特に、直接死に至る病気は、見逃さないよう注意します。死因で最も多いのはがんですが、なんといっても早期発見が第一。定期的ながん検診が必要です。名古屋市では50才以上はワンコイン、70才以上は無料で、胃がんや肺がん検診が受けられます。がんが見つかれば、病診連携が重要になります。

まずは信頼でき、気楽に相談できる「かかりつけ医」を持ってください。「かかりつけ医」のもとで、定期的に生活習慣病の管理やがん検診を行いながら、なんらかの異常変調や違和感があればすぐ受診し、その場でできる検査や治療をしてもらってください。

「かかりつけ医」は、医学的知識はもちろん、患者さんの全身についての相談のため、いろいろな経験や努力をしています。患者さんは「かかりつけ医」を持つことで、不安が減り、適切な医療を効率よく受けることができて、無駄な医療費や時間も削減できるでしょう。すべての方が、それぞれの立場での努力とお互いの信頼を大切にすることで、今後の日本の医療はさらによくなると信じています。

前立腺肥大症 ～年齢のせいとあきらめないで～

名古屋市立大学医学部　臨床教授／岡崎北クリニック　院長　佐々木　昌一

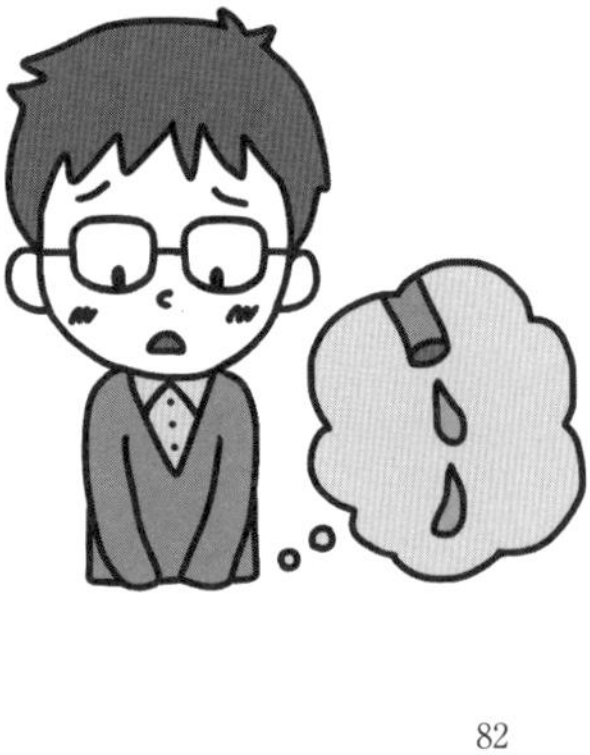

年齢とともに増えるのがおしっこの悩みで、男性は特に、高齢になるとほとんどの人が、尿が出にくい、勢いがない、残った感じがするなどの症状を訴えます。しかし、近年は治療薬の開発が進んでいますので、本稿を読んでぜひ、お近くの泌尿器科を受診してみてください。

男性の下部尿路症状について

「下部尿路」とは、膀胱《ぼうこう》と尿道のことで、「下部尿路症状」は尿に関するさまざまな症状の総称です。尿を出すときの症状を「排尿症状」、溜めているときの症状を「蓄尿症状」といいます。

排尿症状には、尿の勢いがない（尿勢低下）、途切れる（尿線途絶）、出始めにいきむ必要がある（腹圧排尿）などがあり、蓄尿症状には、すぐトイレに行きたくなる（昼間頻尿）、夜中にトイレに起きる（夜間頻尿）、尿をがまんするのがつ

写真1　前立腺部尿道

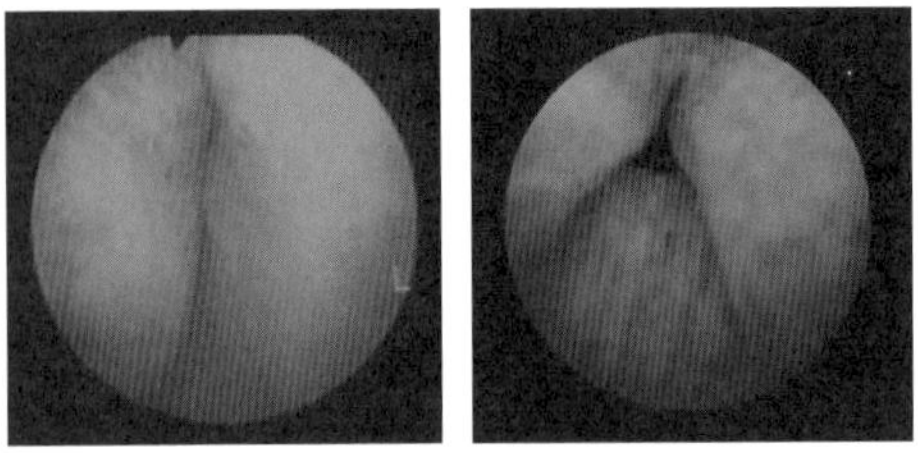

正常な前立腺（右）では膀胱につながる内尿道口という穴が見えるが、左の肥大した前立腺では見えない

らい（尿意切迫）などがあります。排尿後に尿が残った感じがする（残尿感）のは、「排尿後症状」と呼ばれます。

これら下部尿路症状は、さまざまな理由で起こります。前立腺炎、尿道炎、膀胱炎などの炎症性疾患、膀胱結石、膀胱がんや前立腺がん、尿道狭窄《きょうさく》など下部尿路の病変からも生じますし、脳・脊髄の病気によって、膀胱の機能に障害が生じた場合にも現れます。また、ある種の薬剤によって下部尿路症状が誘発されることや、多尿・多飲による頻尿、心因性の下部尿路症状などもあります。多くの理由のうちのひとつが、「前立腺肥大症」です。

どうして尿が出にくくなるのか

膀胱は、蓄尿時にはタンク、排尿時にはポンプとして働きます。それに対して、尿道はホースです。男性の場合、この尿道はある程度の長さがあり、膀胱の下に前立腺が、尿道を取り囲むようにあります。尿の出が悪くなる原因は、ポンプが弱くなるかホースが詰まるかのどちらか、あるいは両方です。前立腺肥大症は、ホース詰まりの代表的な病気です。

前立腺は、精液の一部を産生する臓器で、男性の内性器のひとつです。これが年齢とともに腫大（腫れて大きくなる）してくる人がいます。そうすると、前立腺は後部尿道（前立腺部の尿道のこと）を圧迫して、狭くします。こうして尿が出にくくなる場合を「機械的閉塞《へいそく》」と呼びます（図表1）。

図表1　前立腺肥大症

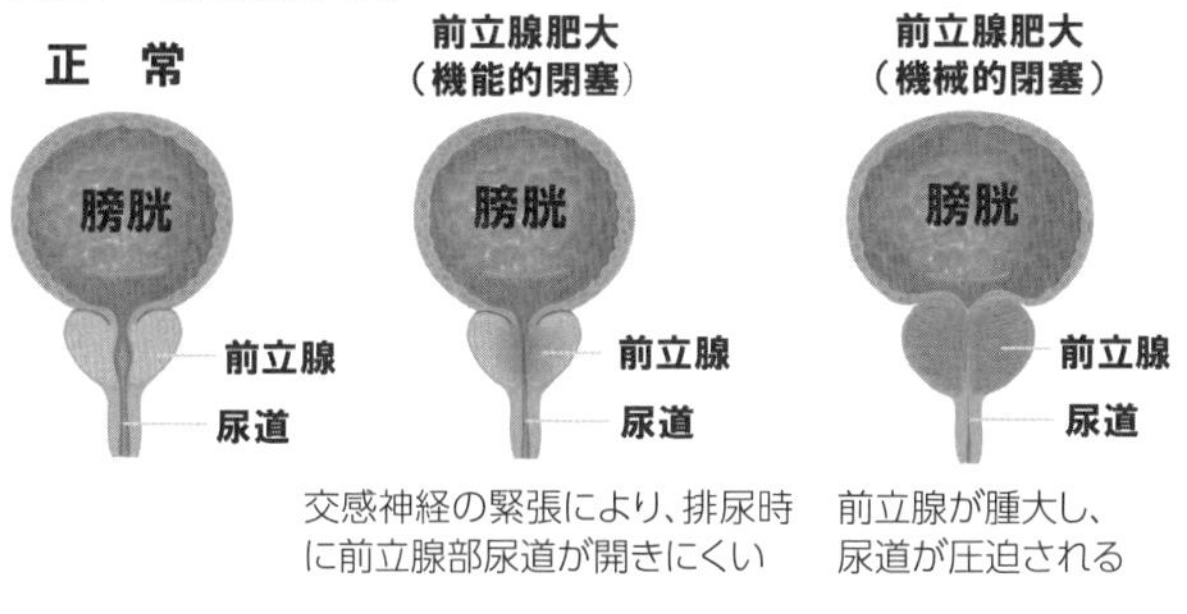

前立腺が肥大する原因はさまざまですが、決定的なものはなく、わからない部分がほとんどです。遺伝的要因や人種差もあります。食事では、コレステロールをたくさん含むものが危険因子だといわれます。男性ホルモンが関与していることは間違いないようですが、どの時期にどのように関与するかは不明です。

もうひとつ、「機能的閉塞」と呼ばれるタイプの前立腺肥大症もあります。前立腺には交感神経受容体がたくさんありますが、これらは加齢とともに増加します。血管の交感神経受容体が増加すると血圧が高くなりますが、前立腺では交感神経の刺激によって前立腺平滑筋の収縮が生じます。すると、排尿時に後部尿道が開きにくくなり、尿の出が悪くなります。この場合は、前立腺自体の大きさは変わりませんが、前立腺肥大症の一種の病態とされています。

診断方法

前立腺の大きさの測定は、直腸内触診と超音波検査によって行われます。

直腸内触診では、医師が指を直腸内に挿入し、直腸前面にある前立腺を触って調べます。前立腺の大きさだけでなく、硬さや表面の性状を診ることで、前立腺がんの合併を調べることにもなります。

超音波検査は、腹部または直腸内から行います。前立腺の正確な形状・体積を計測することができ、内部のエコー像からがんの合併を疑うこともできます。いずれ

図表2　正常な前立腺と肥大した前立腺

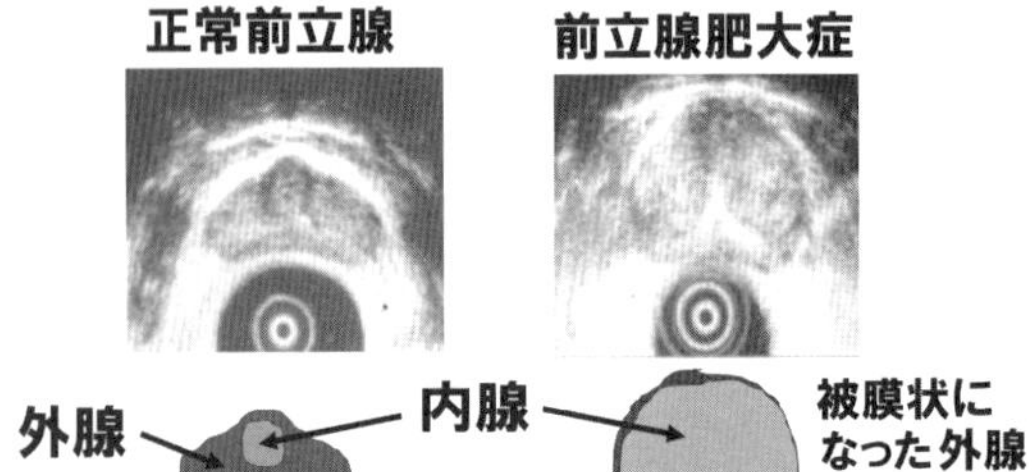

肛門から挿入した超音波装置で前立腺を水平方向に観察。前立腺肥大症では内腺が腫大し、外腺は被膜状になっている

とも、外来診察で簡単に行うことができます。

診断にはさらに、自覚症状と排尿状態の客観的評価が必要になってきます。

［自覚症状の評価］

自覚症状を点数化するための指標はたくさんありますが、代表的なものは国際前立腺症状スコア（International Prostate Symptom Score: I―PSS）とQOL（Quality of Life:生活の質）スコアです。I―PSSの質問は7つの項目からなり、症状の頻度によりそれぞれ0～5点のスコアをつけ、合計点により軽症（0～7点）、中等症（8～19点）、重症（20～35点）に分類します。

QOLスコアは、排尿状態について患者がどれだけ満足しているか、あるいは困っているかの指標で、とても満足（0点）から、とてもいやだ（6点）までの7段階で評価します。これらの質問票は、重症度を評価するのみならず、治療効果の判定に用いることもできます。

図表3

国際前立腺症状スコア（I-PSS）　IPSS重症度: 軽症（0～7点）、中等症（8～19点）、重症（20～35点）

どれくらいの割合で次のような症状がありましたか	まったくない	5回に1回の割合より少ない	2回に1回の割合より少ない	2回に1回の割合くらい	2回に1回の割合より多い	ほとんどいつも
この1カ月の間に、尿をした後にまだ尿が残っている感じがありましたか	0点	1点	2点	3点	4点	5点
この1カ月の間に、尿をしてから2時間以内にもう一度しなくてはならないことがありましたか	0点	1点	2点	3点	4点	5点
この1カ月の間に、尿をしている間に尿が何度もとぎれることがありましたか	0点	1点	2点	3点	4点	5点
この1カ月の間に、尿をがまんするのが難しいことがありましたか	0点	1点	2点	3点	4点	5点
この1カ月の間に、尿の勢いが弱いことがありましたか	0点	1点	2点	3点	4点	5点
この1カ月の間に、尿をし始めるためにおなかに力を入れることがありましたか	0点	1点	2点	3点	4点	5点
この1カ月の間に、夜寝てから朝起きるまでに、普通何回尿をするために起きましたか	0回 0点	1回 1点	2回 2点	3回 3点	4回 4点	5回以上 5点

QOLスコア　QOL重症度: 軽症（0、1点）、中等症（2、3、4点）、重症（5、6点）

	とても満足	満足	ほぼ満足	なんともいえない	やや不満	いやだ	とてもいやだ
現在の尿の状態がこのまま変わらずに続くとしたら、どう思いますか	0点	1点	2点	3点	4点	5点	6点

［排尿状態の客観的評価］

排尿の状態を見るためには、「尿流測定」と「残尿測定」が行われます。

尿流測定は、検査機器に排尿し、1秒あたりの排尿量を連続的に記録して、グラフのパターンから排尿障害があるかどうかを判断するものです。健常男性では、排尿曲線が排尿開始から直ちに上昇し、高いピークに到達して下降します。これに対し、排尿障害がある場合には、排尿時間の延長やピークの低下、曲線のゆらぎや途絶が観察されます。

残尿測定は、排尿後に腹部から超音波検査を行い、膀胱の容量を計測して残尿の量を調べます。健常な人では、残尿は基本的には認められません（20mℓ程度は問題ないと考えられます）。残尿がある場合は、膀胱の収縮力が弱いか、膀胱より下部に通過障害があると考えられます。

ここで、「残尿感」と「残尿」は区別しなくてはなりません。「残尿感」は膀胱炎などで生じる膀胱の刺激症状で、実際に残尿がなくても感じられます。残尿は徐々に発生することが多いため、自覚症状が現れにくく、検査をしないとわからないことがほとんどです。

治療方法

前立腺肥大症の治療には、薬物療法と手術療法とがあります。まずは薬物療法を行い、効果がない場合や満足できない場合は手術となります。最近は効果的な

図表4　尿流測定

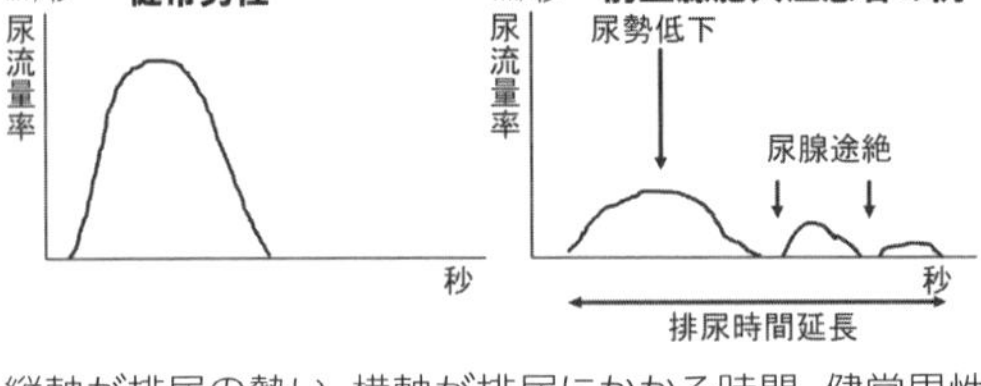

縦軸が排尿の勢い、横軸が排尿にかかる時間。健常男性の尿流記録は、スムーズなつりがね状を呈するが、前立腺肥大症患者では、排尿時間は延長し、尿勢低下や尿腺途絶がみられる

写真2　尿流測定装置

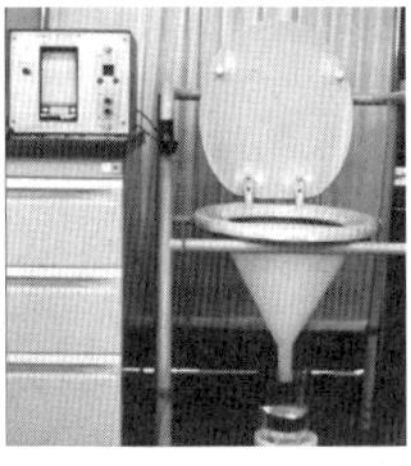

便器に排尿すると尿流の波形が記録される

薬剤が多く開発されており、薬物療法だけで良好な排尿状態を維持できるケースが増えています。

なんらかの事情で手術ができない症例や、膀胱の収縮力がなくなっていて手術の効果が期待できない症例には、尿道からカテーテルを挿入して排尿する自己導尿※1を選択せざるを得ない場合もあります。尿道にカテーテルを留置したままにするのは、寝たきりの方のような、限られたケースです。

薬物治療

薬物療法に使用される薬剤は、図表5の5種類に分けられます。これらに加え、膀胱に働く薬※2（頻尿治療薬）を併せて投与する場合もあります。

①α1交感神経受容体遮断薬（α1ブロッカー）

α1ブロッカーは、交感神経刺激による前立腺平滑筋の収縮を抑えることで、機能的閉塞を解除します。α1受容体は広く体内に存在し、血管にも多くあります。α1ブロッカーを使用すると、血管が拡張し血圧が低下してしまうため、以前は治療に用いられることはまれでした。

しかし、α1受容体の形は臓器によって微妙に異なり、近年、前立腺にのみ作用するα1ブロッカーが開発され、治療に用いられるようになりました。現在、世界的に使用されているのはタムスロシン、ナフトピジル、シロドシンという薬

※1　**自己導尿**
排尿のたびに、ゼリーまたはオイルで滑りをよくしたカテーテルを、自分で尿道から挿入し、膀胱内の尿を排出する。患者は少なくなく、手と目が不自由でなければ誰でも簡単にできる。

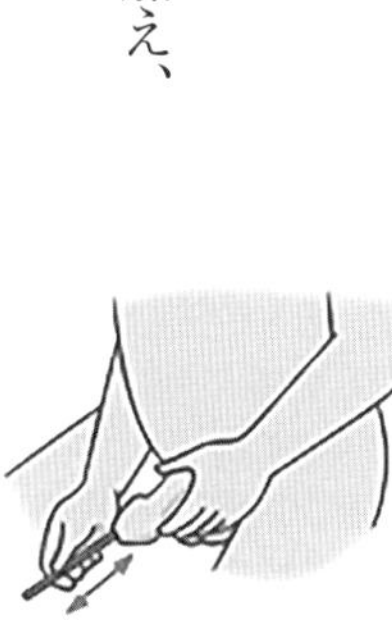

※2　**頻尿治療薬**
臨床で使用される頻尿治療薬には、抗コリン薬とβ3作動薬があります。膀胱は副交感神経によって収縮（排尿）し、交感神経によって弛緩（蓄尿）します。抗コリン薬は膀胱の副交感神経（のムスカリン受容体）を遮断して、膀胱の収縮力を低下させます。β3作動薬は膀胱の交感神経のβ3受容体を刺激することで膀胱弛緩作用を強め、膀胱容量を増大させます。

物で、いずれも日本の会社が開発したものです。

②ホスホジエステラーゼ5阻害薬

ホスホジエステラーゼ5阻害薬には、骨盤内臓器の血流を改善する働きがあります。もともとは男性の勃起不全症治療に用いられていましたが、前立腺や膀胱の血流増加により、下部尿路症状を緩和することがわかってきたため、前立腺肥大症患者にも使用されるようになりました。この薬剤には、前立腺の平滑筋を弛《し》緩《かん》させる作用もあり、尿道抵抗を下げて排尿症状を改善します。

③抗アンドロゲン薬

①②は機能的閉塞を解除するものですが、前立腺が大きくなり、機械的閉塞が強い場合には、前立腺を縮小させる薬物を使用します。

前立腺の腫大には、男性ホルモン（アンドロゲン）が重要な役割を果たしています。そこで、抗アンドロゲン剤で男性ホルモンを低下させることで、前立腺を縮小させることができます。しかし、男性ホルモンが低下すると、性欲低下や勃起不全が生じたり、心筋梗塞などの心血管系の副作用が出現する場合があるため、抗アンドロゲン剤が使用されることはまれになりました。

④5α還元酵素阻害薬

③に替わって最近使用が増えているのが、5α還元酵素阻害薬です。男性ホル

図表5　前立腺肥大症に使用される治療薬

- α1ブロッカー…機能的閉塞の治療に有効
- ホスホジエステラーゼ5阻害薬…機能的閉塞の治療に有効
- 抗アンドロゲン薬…機械的閉塞の治療に有効だが、副作用のため最近はまれにしか使用しない
- 5α還元酵素阻害薬…機械的閉塞の治療に有効
- 漢方薬や生薬…有効な場合があるが、科学的裏づけはない

モンを、血中濃度は低下させずに、前立腺細胞だけで下げることができます。前立腺を縮小させる効果は抗アンドロゲン剤と同程度で、約20％縮小できます。ただし、この薬の服用により、前立腺がんの腫瘍マーカーであるＰＳＡ（前立腺特異抗原）値が半分くらいに低下するので、健診や病院での検査時には、服用していることを告げる必要があります。

⑤漢方薬や生薬

そのほか、漢方薬や生薬も用いられることがあります。患者によってはとても効果的な場合もありますし、副作用も少なく、病院の処方箋なしで薬局で購入できるものもあって、便利です。しかし、大規模な臨床試験で科学的根拠が示されているものはなく、補助的に用いられることがほとんどです。

手術療法

薬物治療で排尿障害が改善できない機械的閉塞に対しては、手術が選択されます。手術は、開腹手術と内視鏡手術に大別されます。

前立腺肥大症で肥大するのは、前立腺の「内腺」（正確には移行領域）という中央の一部の組織で、いずれの手術でもこの内腺部分を除去します。内腺と外腺は、みかんにたとえれば内腺が実、外腺の皮のようになっていて、ちょうどみかんをくり抜くように、尿道を圧迫している内腺の部分だけを簡単にはがし取ることができます。

開腹術の場合は、下腹部を膀胱前面まで切開し、膀胱または前立腺の被膜（外腺）を開け、内腺をくり抜くようにして取り出します。開腹術は、あらゆる大きさ、形の前立腺肥大症に対処することができます。

内視鏡手術の最も代表的な方法は、「経尿道的前立腺切除術（ＴＵＲＰ）」です。麻酔下で内視鏡を尿道に挿入し、水を流しながら、電気メスで後部尿道を取り囲む内腺部分を切除する方法です。よほど巨大な前立腺でなければ、ＴＵＲＰですべて対処することが可能です。ほかの内視鏡治療としては、電気メスの代わりにレーザーや超音波を使用したり、マイクロ波で内腺部分を高温度にする治療などがあります。

どの手術療法が適しているかは病状によって異なりますので、主治医とよく相談して決めましょう。

図表6　経尿道的前立腺切除術（TURP）

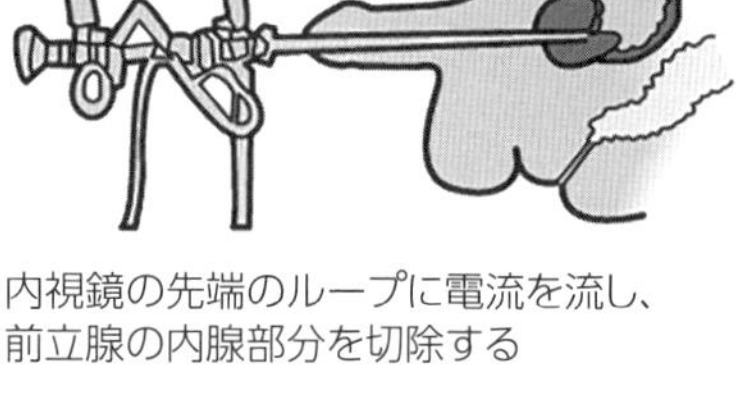

内視鏡の先端のループに電流を流し、
前立腺の内腺部分を切除する

日常生活での注意点

前立腺肥大症を確実に予防する方法はありません。発症因子もさまざまで、すべてわかっているわけではありませんから、予防はなかなか大変です。しかし、症状が出現してから注意した方がよいことはあります。

板の間など冷たい床の上で[※3]長時間座っていると、骨盤内の血流が低下し、排尿

※3　あぐらは特によくないとされています。

症状が悪化します。また、かぜ薬や下痢止めなどの薬剤の中には、「抗コリン作用」という平滑筋の収縮を抑制する作用があり、膀胱の収縮力を低下させ、排尿障害を悪化させるものがあります。さらに大量の飲酒で尿が多量になると、膀胱が伸展し、収縮力が低下します。

これらの注意を怠ると、膀胱内に尿が多量に溜まっているのに排尿できず、下腹部が張る「尿閉」というつらい状態になり、救急外来を受診しなければいけなくなることがあります。

もう1点注意しておくことは、前立腺肥大症と前立腺がんという、まったく異なる病気が合併することがある、ということです。前立腺がんの腫瘍マーカーであるPSAは、定期的に測定した方がよいでしょう。

以上、中高年男性の排尿障害をきたす代表的疾患である、前立腺肥大症について説明してきました。しかし、排尿障害を生じる疾患は、ほかにもたくさんあります。自己判断で薬を買って飲むのではなく、図表3のI－PSSで8点以上あれば、一度泌尿器科を受診し、相談することをお勧めします。

【前立腺肥大症と前立腺がん】

前立腺肥大症の患者が前立腺がんになりやすい、ということはありませんが、両者が合併することはあります。前立腺がんになると産生が増えるPSAは、前立腺肥大症で前立腺の体積が大きくなった場合にも増加します。

たとえば前立腺肥大症で通院中のSさんは、3.2ng／mℓだったPSA値が、1年後の検査時に7.8ng／mℓに上がりました。半年後、再検すると、さらに10.1ng／mℓまで上がっていたため、超音波検査とMRIで調べると、がんを疑う所見がありました。超音波ガイド下で、組織を針で採取（前立腺針生検といいます）したところ、がん細胞が見つかりましたが、早期がんであったため、手術で治癒することができました。

食生活から前立腺がんの予防を考える

医学研究科実験病態病理学　教授　髙橋　智

がんは死に至る怖い病気ですが、中には生活習慣などに気を配ることで、罹患あるいは亡くなることを防ぐことができるものがあります。日本人男性に増えている前立腺がんの予防について、身近な食品などに関する研究を紹介しながら、考えてみたいと思います。

前立腺がんの発生には食事が関係している

前立腺は男性特有の臓器で、その機能には男性ホルモンが必要です（図表2）。ＷＨＯ国際がん研究機関の報告によれば、全世界における前立腺がんの罹患率は、男性のがんの中で肺がんに次いで第2位となっており、年間１４０万人の新規患者が発生しています。日本においても、近年前立腺がん患者の増加が顕著で、国立がん研究センターがん対策情報センター公表のがん統計予測によれば、２０２０年の前立腺がんの罹患数は

図表1　がん予防

「がんの予防」は平成18年から施行されている
がん対策基本法の中に基本的施策のひとつとして謳われてる

1次予防
生活習慣や食生活に改善により発がん要因を回避し、
がん罹患率を減少させる
2次予防
がんを早期に発見し、がん死を防ぐ
3次予防
がん治療を受けた人における転移・再発を
早期に発見し、がん死を防ぐ
化学予防
積極的に薬剤等を投与することにより、
がんの発生を抑制する

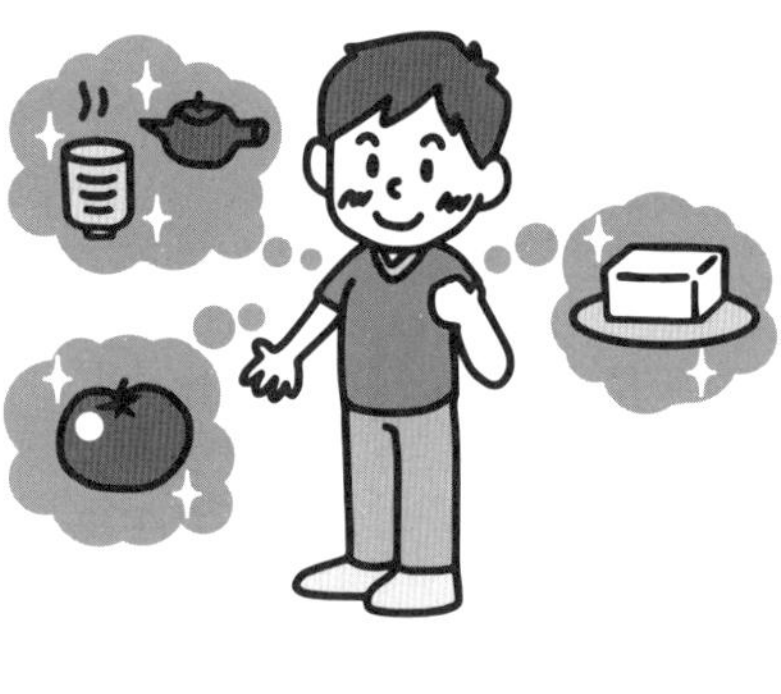

男性のがんの中で第1位、死亡数は第6位と予測されています。ひと昔前まではさほど注目されなかった前立腺がんが、近年の日本でこれほどまでに多いのはなぜでしょうか？

そのひとつの原因は、食事による影響です。米国における日本人移住者を対象にした疫学的研究から、日本人が米国に移住すると、前立腺がんや乳がんの発生率が増加することが明らかにされています。すなわち、食生活の欧米化による影響が考えられ、食べ物の中に前立腺がんの発生を促進または抑制する物質があることが示唆されています。

前立腺がんは比較的高齢者に多いがんで、症状が出るまでには長期間を要します。毎日の食生活を改善すれば、発生を予防することができると考えられています。

前立腺がんのリスクとなる食べ物は？

①乳製品、カルシウム

２０１５年に発表された32件のコホート研究[※1]をあわせて分析した結果、１日あたり乳製品４００g以上、ミルク２００㎖以上、低脂肪ミルク２００㎖以上、チーズ50g以上、食事から摂るカルシウム４００㎎以上の摂取が、前立腺がんの発生と関連していたと報告されています。18年に発刊された世界がん研究基

図表2　前立腺とは？

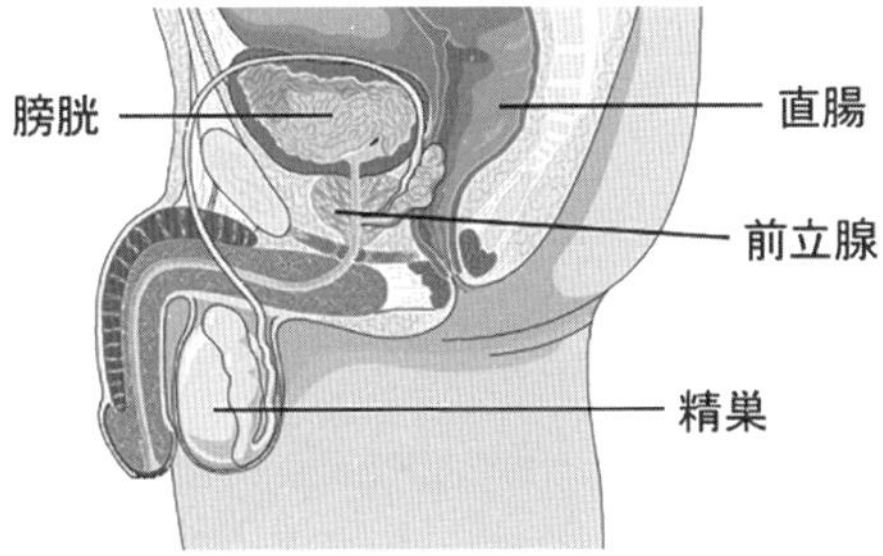
・男性だけにある臓器
・栗の実ほどの大きさで、膀胱下に存在
・精液の一部である前立腺液を分泌
・男性ホルモンが前立腺の働きに必要

※1　**コホート研究**
特定の要因にさらしたグループと、そうでないグループとを一定期間観察し、2つのグループの病気の罹患率などを比較検討する研究手法。

金／アメリカがん研究協会の最新の報告書においても、カルシウム含有量が高い食品やミルクなどの乳製品には、前立腺がんのリスク因子の可能性があるとされています。

②赤肉（牛肉、豚肉などの赤身肉）

赤肉を調理した際の焦げには、「ヘテロサイクリックアミン」が含まれています。われわれの研究室では、ヘテロサイクリックアミンのひとつである「ＰｈＩＰ」が前立腺に対して発がん性があることを、ラットを用いて証明しています。

調理した赤肉の摂取量と前立腺がんとの関係について、多くの疫学的研究が行われており、一部の研究では赤肉の摂取が多いほど、前立腺がんの発生リスクおよび進行がんへの進展リスクが増加すると報告されています。

③脂肪

脂肪の摂取量と前立腺がん発生リスクとの関連性については、現在までに多数の疫学的研究が実施されています。その中で、比較的一定の関連性が認められているのが「トランス脂肪酸」です。トランス脂肪酸は不飽和脂肪酸の一種で、ショートニング、マーガリン、ファットスプレッド、パイ生地、コーン系のスナック菓子などに比較的多く含まれています。米国で３８８０人を対象にした19年発表の最新のコホート研究では、トランス脂肪酸の摂取量が高いほど、前立腺がんの発生が有意に増加することが明らかにされています。

前立腺がんの予防になる食べ物は？

①大豆イソフラボン

大豆食品を多く摂取するアジア諸国では、欧米諸国に比較して前立腺がん発生が低いことが知られています。疫学的にも、大豆食品由来のイソフラボンを多く摂るほど、前立腺がん発生リスクが低下することが多数報告されており、14年、18年に報告されたメタ解析[※2]でも、相関性が認められています。われわれはラットを使って、大豆イソフラボンの主成分であるゲニスチン、ダイジン、あるいは大豆胚芽から抽出したイソフラボン混合物が、前立腺がんの発生・進展を抑制することを報告しています。

これらの実験から、大豆イソフラボンが「プロサイモシンα[※3]」の発現を強く抑制することもわかりました。ヒトの前立腺がんでは、正常組織と比較して、プロサイモシンαの発現が有意に上昇しており、がんの悪性度が増加するに従って、それが増加します。前立腺がん細胞でプロサイモシンαの発現を低下させると、がん細胞の増殖や浸潤能が抑制されることからも、大豆イソフラボンがプロサイモシンαを制御することで前立腺がん発生が抑制される可能性が示されました。

②トマト製品、リコピン

トマト製品やトマトに多く含まれるリコピンの効果についても、多数の疫学的

※2　メタ解析
すでに発表されている複数の研究結果を収集・統合して行う統計学的解析。

※3　プロサイモシンα
細胞を自滅させる「カスパーゼ」という酵素の作用を抑える機能を持ったタンパク質。

研究が行われています。現状、前立腺がんについては、発症リスクを減少させるとするものと、効果はないと報告しているものが混在した状況で、一定の見解は得られていません。

われわれの研究室では、ラットに15ｐｐｍのリコピンを投与することで前立腺がんの発生が低下する、という結果が得られました。しかし、リコピンの投与量を5、15、45ｐｐｍにした場合では前立腺がんの発生抑制効果が認められず、リコピンの抑制効果について疑問を投げかける報告を01年に発表しました。06年に行われた、4万人弱の米国人を対象とした大規模コホート研究でも、リコピンあるいはトマト製品の摂取による前立腺がんのリスク軽減はみられないと発表されています。

一方で17年には、リコピンの摂取量および血中のリコピン量が高いほど、前立腺がん発生リスクが減少する、という報告がなされており、今後の研究に期待が置かれます。

③緑茶カテキン

緑茶カテキンの主成分であるＥＧＣＧ[※4]が前立腺がん細胞の増殖や浸潤を抑制する効果を示すことが、多くの研究から示されています。疫学的研究も多数報告されていますが、日本で行われた研究には、緑茶に前立腺がんのリスクを低下させる効果があると示すものと、それを否定するものとがやはり混在しています。

イタリアからは、前がん[※5]病変のある患者さんのグループを対象に1年間の臨床

※4　EGCG
Epigallocatechin-3-gallateの略。

※5　前がん病変
がんになりうる前段階の状態。

介入試験[※6]を行ったところ、緑茶カテキンを摂取したグループで前立腺がんの発生が減少した、という報告があります。また、EGCGの摂取量に焦点を当てて実施した17年のメタ解析では、1日7杯以上の緑茶を飲むことで、前立腺がんの発生リスクが有意に減少すると報告されています。

④ビタミンE（ガンマトコフェロール）

ビタミンEは抗酸化作用[※7]のある必須ビタミンで、アルファ、ベータ、ガンマ、デルタトコフェロールおよびアルファ、ベータ、ガンマ、デルタトコトリエノールという、8つの物質から構成されています。この中で最も抗酸化作用が強いのがアルファトコフェロールですが、ヒトが日常的に摂取する量が最も多いのはガンマトコフェロールです。ガンマトコフェロールはコーン油、ゴマなどに多く含まれており、抗酸化作用は劣るものの、利尿作用や、炎症を抑える、血を凝固しにくくする作用など、アルファトコフェロールにはない作用があります。

われわれは、ラット前立腺がんモデルを用いてガンマトコフェロールの効果を調べました。結果、「カスパーゼ」という酵素が活性化されることにより、がん細胞が自滅して、前立腺がんの増殖・進展が抑制されることが明らかになりました。

フィンランドで2万9133人の喫煙者を対象に行った、肺がんに対するアルファトコフェロールとベータカロテンの効果を調べる研究でも、アルファトコフェロールによって前立腺がんの発生が有意に低下したと報告されています。一

※6　介入試験
研究対象者を2グループ以上に分け、それぞれに異なる治療や検査、予防を行ない、その効果や影響をグループ間で比較する臨床研究。

※7　抗酸化作用
食事から得た栄養分をエネルギーに変換する際、「活性酸素」が発生し、細胞が損傷する。抗酸化作用は、これを防ぐ作用。

方、29万5344人の米国人を対象にした研究では、ガンマトコフェロールの摂取量が多いほど前立腺がんリスクが下がると報告されたものの、アルファトコフェロールでは効果がみられなかったとされています。

⑤フルーツ

フルーツに含まれる成分についても多くの研究が行われていますが、前立腺がんのリスクを下げるものとしては、ザクロで効果が報告されています。われわれは、ザクロジュースとその成分であるエラグ酸およびルテオリンが、ラット前立腺がんモデルで前立腺がんの発生を有意に抑制することを確認しました。その仕組みが、細胞分裂に必要なタンパクの機能を制御することによる細胞増殖の抑制、およびガンマトコフェロールと同様のカスパーゼ活性によってアポトーシスが亢進されることだとも明らかにしています。

前立腺がんに対する抗がん剤は、開発が難しい?

がんの「化学予防」とは、がんが発生する過程に作用する薬などを用いて、がんの発生や進展を抑制させたり、遅らせたりすることです。1つの化学物質でがんを予防するのは、その物質がもともと栄養成分であったとしても、大量に服用した場合に起こる中毒や副作用の可能性に注意を払わなければならず、現実的ではありません。そこで通常は、作用機序の異なる物質を2つ以上投与して、それぞれの服用量を低く抑えています。そうすれば、中毒や副作用を軽減させられますし、個々の物質の効果を相加・相乗的に発揮させることができると考えられています。

前立腺がんに対する薬を開発するため、米国で3つの大規模臨床介入試験が実施されました。米国で前立腺肥大症の治療薬として使われている薬には、男性ホルモンであるテストステロンをより活性の高いジヒドロテストステロンに変換する酵素「5α還元酵素」[※8]と、「フィナステリド」、「デュタステリド」という抗アンドロゲン剤があり、前立腺がんについてもこれらが効果を発揮するか調べたものです。

ひとつ目の試験は、PSA値[※9]が3ng／mℓ以下で、直腸診で異常のみられない55歳以上の男性1万8882人を対象に、2型5α還元酵素を阻害する薬「フィナステリド」を1日5㎎、7年間服用してもらうもの。ふたつ目は、1および2型5α還元酵素の阻害剤である「デュタステリド」を1日0・5㎎、4年間服用してもらうもので、こちらはひとつ目の試験対象者より高リスクの、PSA値2・5〜10ng／mℓの50〜60歳、あるいはPSA値3・0〜10ng／mℓの61歳以上の男性8千人を対象に行っています。

どちらの試験も最終結果はほぼ同様で、前立腺がんの発生をひとつ目では24・8％、ふたつ目では22・8％減少させましたが、高悪性度の前立腺がん（写真1）については、発生を促進する結果となりました。よって、米国食品医薬品局（F

※8　5α還元酵素と抗アンドロゲン剤による前立腺肥大症の治療については、ひとつ前の佐々木先生の記事参照。

※9　PSA値
前立腺特異抗原（Prostate Specific Antigen）のこと。前立腺で産生されるタンパク質で、血液中のこの濃度が、前立腺がんの腫瘍マーカーとして使用されている。基準値は4・0ng／mℓとされており、4・0以上の場合は「精密検査が必要」と判断される。

DA）は、この2剤を前立腺がん化学予防剤として承認しませんでした。

　3つ目の試験は、前立腺がんのリスクが特に高いわけではない、一般の人3万5533人を対象に、セレニウム200μgとビタミンE（アルファトコフェロール）400IUを毎日投与する試験です。セレニウムは人にとって必要な栄養素（微量金属）で、前立腺がんの発生を抑制するという報告がなされていました。ただし必要量はごく少量であり、大量に服用すると問題が起こることが近年わかってきています。

　この試験では、最大12年の観察期間を予定していましたが、5年半経過した時点で明らかな予防効果が見出せず、中止となりました。その後、3年ほど投薬なしで経過観察したところ、アルファトコフェロールだけを投与していたグループでは、前立腺がん発生が有意に増加することが明らかとなりました。また、つめに含まれるセレニウムの量から、セレニウム高曝露《ばくろ》例と判断されたグループでは、高悪性度の前立腺がんが1・91倍に増加しました。アルファトコフェロールを投与された症例では、セレニウム高曝露群で有意な差はみられなかったのに対し、低曝露群においては低悪性度の前立腺がん（写真2）が1・46倍、高悪性度の前立腺がんが2・11倍に増加していました。

　この試験は、作用機序の異なる物質を2つ以上投与する、という、効果を期待された手法で行なったものでしたが、結果は驚くべきものでした。なぜこのような結果になってしまったのか、アルファトコフェロールとセレニウムを併用する

写真1　高悪性度の前立腺がんの顕微鏡写真

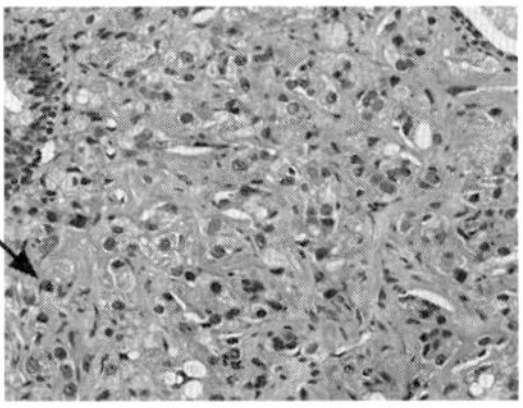

写真2　低悪性度の前立腺がんの顕微鏡写真

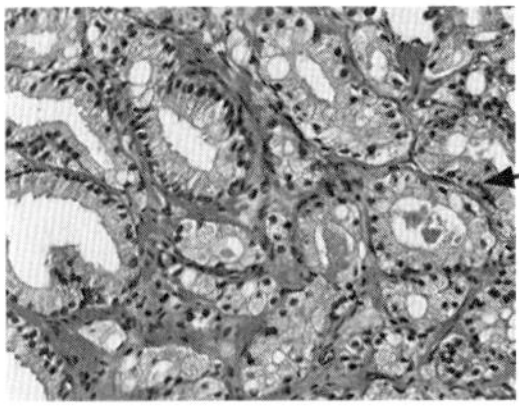

低悪性度のがんでは細胞が集まって管状に並んでいるが、高悪性度のがんではばらばらになった状態。前立腺がんでは、高悪性度、低悪性度のがんの発生メカニズムの違いが明らかになっていない

ことで細胞内でどのようなことがおきたのかは、未だわかっていません。前立腺がんの化学予防薬を開発することが難しいということを、物語っています。

したがって、前立腺がんを予防するには、食品中のリスク因子と抑制因子をよく理解し、食生活を改善することが、理想的ながん化学予防薬が開発されるまでの現実的な対応と思われます。みなさんもリスク因子を少しだけ減らし、予防になる食品をなるべく多く摂るようにして、前立腺がん予防を考えてみてはいかがでしょうか。

新型コロナ禍においても 年に一度は人間ドック受診を

ミッドタウンクリニック名駅　院長　横地　隆

健康を維持するのに重要なのが「予防」。感染を恐れ、受診を控える方が増えていますが、基礎疾患の有無が新型コロナウイルス感染の重症化と関連することもわかっています。感染症とうまくつきあっていくためにも、健康診断・人間ドックで定期的に身体の状態を把握しましょう。

健康診断・人間ドックは何のため？

日頃健康診断に従事していると、昨今の健康意識の向上に伴い、病気の予防と早期発見に高い関心を寄せる人々が増えていることを実感します。その反面、たとえ重篤な病気が隠れていても、症状がなく日々の生活を送れていれば「自分は健康」と思っている方にも出会います。たとえば血圧や血糖値が高いのに、症状がないからとずっと放置している方。血圧や血糖値が将来悪化する可能性は十分にあり、長く健康を維持できるとは考えられません。

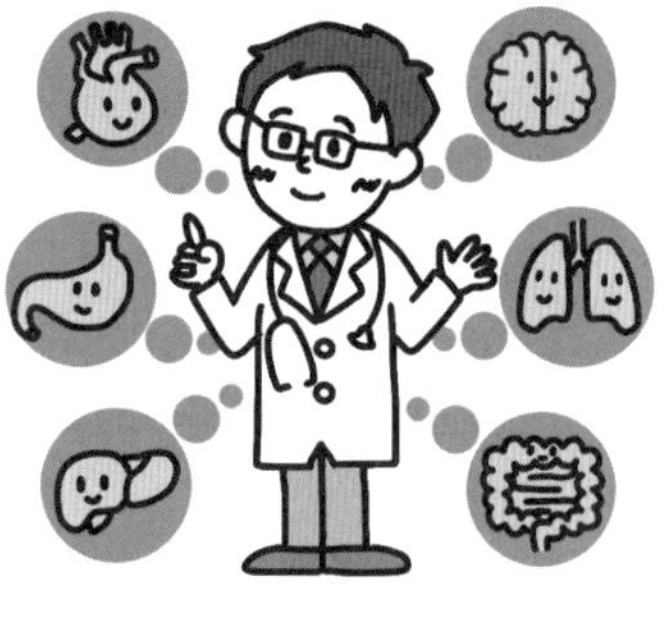

図表1　予防とは

1次予防	病気にならないように防ぐ （生活習慣の改善、禁煙、減塩、運動、**感染防止**、**予防接種**など）
2次予防	早期発見、早期治療により重症化を防ぐ （健康診断、人間ドックなど）
3次予防	社会復帰を促し、再発を防ぐ （保健指導、リハビリテーションなど）

健康を維持するのに重要なキーワードは「予防」です。予防は病気の発症を未然に防ぐ「1次予防」、病気の芽を早い段階で発見する「2次予防」、治療後の社会復帰や再発防止（リハビリなど）の「3次予防」に分けられますが、今回は特に「2次予防」のお話をさせて頂きます。

身体を総合的にチェックする人間ドック

2次予防とは、定期健康診断や人間ドックなど、いわゆる「けんしん」を受けることです。ここで「けんしん」には2通りの漢字、すなわち「健診」と「検診」があることにお気づきの方もいらっしゃると思いますが、これらの違いは案外よく知られていません。「健診」は健康診断のことで、自身の健康状態を確認し、病気を予防することが目的です。対して「検診」は、特定の病気を発見するために受ける検査のことです。代表的なものに「がん検診」があります。

身体の状態を多角的にチェックする「人間ドック」[※1]は、高血圧、糖尿病、脂質異常症といった生活習慣に基づく病気の可能性に加え、心臓や肺の働き、また感覚器（視力、聴力）などの全身状態を調べる「健診」と、種々の臓器のがん「検診」の二本柱であり、〝総合的な健診〟ということができます。「人間ドック」という名称は、船舶が定期点検を受けるときの「ドック入り」に由来しています。病気の芽を早期に発見することが目的です。年に1度のペースで受診されるとよいでしょう。

※1　日本人間ドック学会が定めている検査項目には、身体計測、血圧、心電図、眼（視力・眼底・眼圧）、聴力、呼吸機能検査、胸部X線、胃バリウム、腹部超音波、医師による診察が必須項目として含まれている。

人間ドックは「スクリーニング」、つまり受診者全員に共通の検査を行い、病気の可能性がある対象者を見つけ出そうというものです。なんらかの症状のある方が、原因を知るために人間ドックを受けることは大きな誤りです。症状がある場合は、直ちに診療医療機関を受診してください。

また、一般的な人間ドックの項目だけを毎年受診していれば、すべての病気を未然に防ぐことができるとは必ずしも言い切れません。人間ドックの追加項目として、どんな検査をどんな方法で受けるのがよいか、特にがんに焦点をあてて、ご紹介しましょう。

日本におけるがん検診

まず、日本におけるがんの現状をお話しします。国立がん研究センターの資料によれば、２０１８年にがんで死亡した人は37万３５８４人（男性21万８６２５人、女性15万４９５９人）で、死亡数は男性の１位が肺がん、２位が胃がん、３位が大腸がん、女性では大腸がん、肺がん、膵臓《すいぞう》がんと続きます。罹患数で見ると、男性の１位は前立腺がん、女性の１位は乳がんです。

がん検診は、無症状の対象者に行われるのが大前提です。「対策型検診」と「任意型検診」の２種類があり、前者は市町村が行っているがん検診など、公共的な予防対策として行われるもので、特定の集団の死亡率を減らすという目的のために実施されます。これには、有効性が認められた検査方法が使われます。

図表2　がんの死亡数が多い部位（2018年）

	1位	2位	3位	4位	5位
男性	肺	胃	大腸	膵臓	肝臓
女性	大腸	肺	膵臓	胃	乳房
男女計	肺	大腸	胃	膵臓	肝臓

（国立がん研究センターがん情報サービス「がん登録･統計」（人口動態統計）より）

図表3　罹患数が多い部位（2017年）

	1位	2位	3位	4位	5位
男性	前立腺	胃	大腸	膵臓	肝臓
女性	乳房	大腸	肺	胃	子宮
男女計	大腸	胃	肺	乳房	前立腺

（国立がん研究センターがん情報サービス「がん登録･統計」（人口動態統計）より）

後者はそれ以外のがん検診で、自らの意思（もしくは企業の指示）で受診する人間ドックなどが相当します。任意型は、現在がんに罹患していないか（もしくはその兆しがないか）を、個人の立場で受けて調べるもので、「安心」を得るための手段のひとつといえます。

「対策型がん検診」の項目は、厚生労働省が検診を推奨している5つのがん（肺がん・胃がん・大腸がん・乳がん・子宮頸《けい》がん）です。国立がん研究センターから発表されている5年相対生存率※2をみると、推奨の5つに含まれない膵臓がんを除き、肺がんの低さが顕著であることがわかるでしょう。世界的に見れば、5年相対生存率は最も低く抑えられていますが、決して満足できるものではありません。日本における対策型肺がん検診は、十分に成果が上がっていないといえます。

5大がんの中でも、この、男女合わせた死亡率が第1位の肺がん、女性の罹患数が第1位の乳がん、男女合計の罹患数が第1位の大腸がんの3つについて、特徴と、どのような方法や間隔で検査を受けるのがいいのか、お話ししていきましょう。特に肺がんと乳がんについては、厚生労働省などで組織する日本医療研究開発機構※3が、検査方法の有効性に関する大規模研究を始めていますので、少しくわしくお話しいたします。

※2 5年相対生存率
あるがんと診断された場合に、治療でどのくらい生命を救えるかを示す指標。具体的には、診断されたすべての人のうち、5年後にも生存している人の割合。

図表4 主ながんの5年相対生存率（2010-2011年）

がん	5年相対生存率（%）
乳がん	92.2
子宮頸(けい)	75.0
大腸	72.6
胃	71.4
肺	41.4
膵臓	9.8

（国立がん研究センターがん情報サービス「がん診療連携拠点病院等院内がん登録生存率集計」より）

※3 日本医療研究開発機構
内閣府所管の国立研究開発法人。医療分野の研究開発の基礎から実用化までの一貫した推進体制の構築や、研究開発の環境整備を行うことなどを目的としている。

低線量CTによる肺がん検診

肺がんは、病期別5年相対生存率を見てもわかるとおり、早期であるⅠ期で見つけて治療すれば、完治の希望が持てる病気です。それでも死亡率第1位である理由は、いくつか考えられます。

対策型検診では、死亡率低減の有効性が認められている胸部X線検査（重喫煙者※4には喀痰《かくたん》※5細胞診検査が追加されます）が行われていますが、この検査では早い段階でのがん発見が難しいことが、ひとつの要因でしょう。小さな影や淡い影、また心臓や骨格の裏側に潜んでいる結節（しこり）が、胸部X線検査では見つけにくいためです。それらが大きくなってはっきり見えるようになったときには、すでにがんは進行しており、場合によっては手遅れとなりかねません。

肺がんを早い段階で見つける検査方法に、低線量CT（コンピュータ断層撮影）を用いたものがあります。従来からの胸部X線検査は、放射線被ばく※6が少ない（0・06ミリシーベルト）のが長所ですが、低線量CTは胸部X線検査に比べて10倍近くの被ばくがあります。しかし、胸部X線検査では見落とされてしまうがん病変を、低線量CTではより小さく、より早い段階で発見できることが、国内外の研究で報告されています。早期で見つかる比率が高いため、治療成績も良好であることが知られています。

図表5　肺がんの病期別5年相対生存率（2010-2011年）

病期	5年相対生存率（%）
Ⅰ	81.6
Ⅱ	46.7
Ⅲ	22.6
Ⅳ	5.2
全体	41.4

（国立がん研究センターがん情報サービス「がん診療連携拠点病院等院内がん登録生存率集計」より）

※4　重喫煙者
（1日の喫煙本数）×（喫煙年数）が600以上の人で、いわゆるヘビースモーカーに相当する。

※5　喀痰細胞診検査
起床直後の痰を3日分容器に採取し、顕微鏡でがん細胞の有無を調べる検査。

※6　放射線被ばく
人間は普通に日常生活を送っていても、自然界から年間約2・4ミリシーベルト程度の放射線を浴びている。シーベルトとは、生体の放射線被ばくによる生物学的影響の大きさを示す単位。

最近、重喫煙者[※7]には低線量CTによる肺がん検診が有効である、との報告が欧米から相次いで出されました。非喫煙者や軽度喫煙者に対しては、国が主導する「ノンスモーカー肺がん早期発見チャレンジ」が、日本全国で展開されています。しかしその結果が判明するのには、まだまだ長い時間がかかります。

以上のことを踏まえると、人間ドックで肺がん検診を受けるときは、どのような方法がよいのでしょうか。筆者が学会雑誌で報告した結論は次の通りです。「45歳以上で1日1箱以上の喫煙を継続している方は、毎年もしくは2年に1回、それ以外の方は4年に1回の低線量CTによる肺がん検診の受診が望ましい」。ただし、肺がんの発見年齢と放射線被ばくを考慮すると、40歳未満の方には、たとえ低線量であってもCTによる肺がん検診は推奨しません。

乳がん検診ではマンモグラフィと超音波の選択を

女性の10人にひとりが乳がんに罹患するといわれており、女性が罹患するがんの第1位です。最も乳がんにかかりやすい年代が40歳代と、若いことが特徴です。

医療機器を用いた具体的な検査方法には、マンモグラフィ検査と超音波検査があり、いずれもカテゴリー分類に従って判定されます。医師による視診・触診も検診のひとつの方法ですが、その説明はここでは割愛します。しかしご自身で行うセルフチェックはとても重要ですので、本シリーズ第3巻『がん治療のフロン

※7 米国の報告では、CT検診を55～74歳の重喫煙者に行ったところ、胸部X線に比べ死亡率が20%減少し、総死亡も6・7%減少した。欧州でも男性26%、女性39%の死亡率減少が報告された。

【がんは早期発見がよいとは限らない!?】

がんは何が何でも早く見つけて手術すればよいかというと、そうでもない場合があるようです。たとえば若年の甲状腺がんなど、手術しなくてもその人の一生に影響を与えないがんが存在する可能性が見えてきました。これを見つけることを「過剰診断」といいます。肺がんにも同様の「おとなしい」がんが存在しているのではないかと考えられていますが、まだよくわかっていません。

ただし、がんは見つかった以上、速やかに治療に移行するのが今の考え方です。

ティア』収録の「乳がんの診断」を参照してください。

マンモグラフィ検査は、専用のレントゲン装置で乳房をはさんで行う検査で、40歳以上で乳がん死亡率の低下が証明されています。マンモグラフィの利点は、がんでみられることのある石灰化を検出できることや、乳腺の全体像が把握しやすいことです。しかし、個人差はありますが、痛みを伴う場合があること、乳腺組織が豊富な若い方（乳房の大きさとは関係がありません）では正しく所見が得られにくいこと、妊娠中は放射線被ばくの観点から検査できない、などの欠点があります。乳腺組織が豊富な方や、授乳経験のない方では、乳腺濃度が高いために、撮影した写真の広範囲が「真っ白く」見えてしまいます。これは、夜空の月にたとえるとわかりやすいでしょう。雲を乳腺組織、月を「しこり」と考えると、雲の少ない夜空では月がはっきりと見えるけれども、雲が多くなると月が隠れて見えにくくなる、ということです。

超音波検査は被ばくがなく、妊娠中でも受けられます。痛みのない検査で、乳腺の発達程度に関係なく、病変の場所や大きさを具体的に検出できます。しかし、石灰化を見つけにくいこと、がん以外の良性所見も見つかりやすく再検査となる可能性が高いこと、また担当技師の技量に依存する、といった欠点もあります。

現状の対策型検診で有効性（死亡率減少効果）が認められているのはマンモグラフィのみであり、超音波検査は有効と認められていません。しかし両者を併用し、お互いの検査の不得意な部分を補いあうことで、がん発見の精度が高くなる、

図表6　カテゴリー分類

カテゴリー1	異常なし
カテゴリー2	所見はあるが精査不要
カテゴリー3	良性、しかし悪性を否定できず（要精査）
カテゴリー4	悪性の疑い（要精査）
カテゴリー5	悪性（要精査）

※8　被ばく線量は乳房に局所的なもので、全身への影響はほぼ皆無だが、妊娠中は受けられない。

という多くの報告があります。超音波の有効性については、国が主導する「乳がん検診における超音波検査の有効性を検証するための比較試験」が始まっており、その結果が待たれるところです。

では、人間ドックを受診する際、乳がん検診はどうやって受けるのがいいのでしょうか。個人の乳腺組織構造により多少違いはありますが、ひとつの目安として、30歳代までは超音波単独、40歳代はマンモグラフィと超音波の併用、50歳を超えたらマンモグラフィ単独での検査を推奨します。

なお、マンモグラフィ検査は、月経開始5～7日ぐらいの頃に受けていただくのがよいでしょう。この時期は月経周期の関係で痛みも軽い傾向があり、妊娠の可能性も低いので放射線検査も心配ありません。国は2年に1回マンモグラフィを受けることを推奨していますが、人間ドックとしては毎年受診していただくのが望ましいです。

大腸がん検診では、一度は内視鏡検査を

大腸がん検査は、便に血液が混じっているかどうかを調べる便潜血反応で行われます。便検査は2回採取するのが基本で、一度でも陽性になったら必ず精密検査を受けなくてはなりません。痔《じ》のある方も陽性になることがありますが、大腸にできた腫瘍からの出血も否定できませんので、精密検査の対象となります。

精密検査の方法には、内視鏡検査とCT検査があります。後者は近年登場した、新しい検査です。大腸に炭酸ガスを注入し、腸を膨らませた状態でCTを撮り、3次元画像を作成します。内視鏡のように組織を採取・治療を行うことはできず、放射線被ばくも伴いますが、内視鏡に比べて服用する下剤の量が少なく、内視鏡に比べて検査中の負担が少ないことが特徴です。

便検査で陽性となった場合は、いずれかの検査を必ず受けなくてはなりませんが、40歳を過ぎて一度も大腸内視鏡を受けたことのない方は、たとえ便潜血反応が陰性であっても、一度は内視鏡検査を受けられることをお勧めします。

膵がんの検診には、数年に1度の腹部CT検査を

公的な検診の対象である5がんではありませんが、相対生存率がきわめて低い膵がんについて触れておきます。

膵がんは消化器がんの中でもタチの悪いがんで、前出の相対生存率を見てもわかるように、とても恐ろしいがんです。膵臓は内臓の深い部分に位置しており、内視鏡で直接観察しがたい臓器です。また、超音波検査でもわかりにくい場合があり、ほかのがんと比べて早期発見が難しいのです。

膵がんの一番の危険因子は慢性膵炎で、糖尿病もリスクとなります。男性では喫煙との関連が深いこともわかっていますので、禁煙はきわめて重要です。膵がんについては本シリーズ第3巻の「難治がんにどう立ち向かうか?」にもくわし

図表7　膵臓は前から見て胃の後ろ側(背中側)に位置する横長の臓器

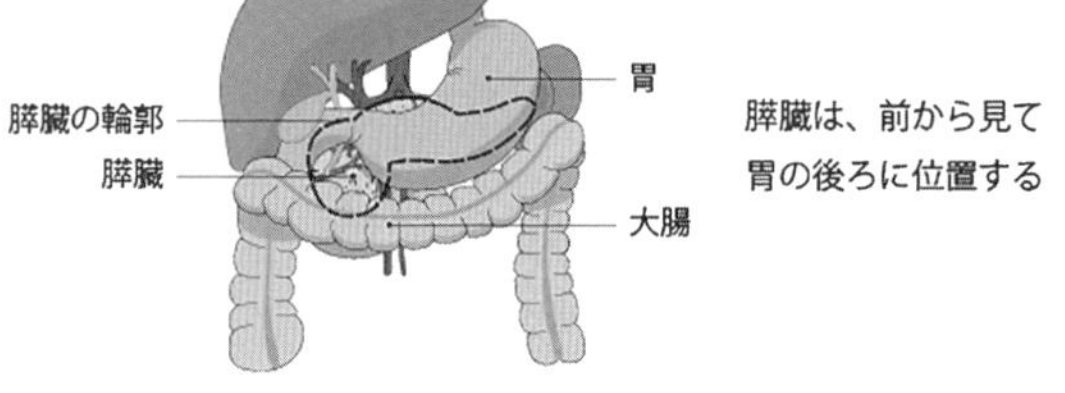

(国立がん研究センターがん情報サービスより)

く書かれています。

人間ドックでは、膵臓に関する血液検査（膵酵素、腫瘍マーカー[※9]）をきちんと受けることと、腹部超音波検査で膵臓をよく観察してもらうことが重要です。ただし超音波検査では、おなかのガスで観察が不十分な場合もありますので、時には腹部CT検査を追加して受けるのもよいでしょう。ただし、腹部CT検査は肺のCTに比べて放射線被ばくが多くなりますので、頻繁に受けてはいけません。50歳以上で、数年は間隔をあけて受けるのがよいでしょう。

前立腺がんを見つけるためにはPSA検査を

がん検診の現状でお示ししたように、前立腺がんは男性における罹患数第1位のがんです。前立腺がん検診は対策型としては推奨されていませんが、全国自治体の80％以上で検診が実施されていますので、これについても簡単に説明しましょう。

ほかの検診がレントゲンなどの画像で行われるのに対し、前立腺がん検診は血液検査（「PSA[※10]」という腫瘍マーカー）のみで行われます。尿が出にくい、回数が多い、また血尿が出る、といった症状が出てから見つかる場合と違って、検診で発見される前立腺がんには進行がんが少ないことがわかっています。しかし、治療が不要ながんまで発見されてしまう可能性があることが、国が対策型検診と

※9　腫瘍マーカー
がん細胞が産生する物質のうち、血液検査で測定できるもの。がんの種類によって多くの腫瘍マーカーがある。

※10　PSA
Prostate Specific Antigen(前立腺特異抗原)の略。前立腺でつくられるタンパク質の一種で、前立腺に異常があると上昇する。がんのほかに、前立腺肥大や炎症でも高値となる。

して認めていない理由のひとつとなっているようです。

とはいえ、ＰＳＡ検査で見つかったがんには、進行がんに変化してゆくものが含まれますので、50歳以上の男性は、毎年ＰＳＡ検査をお受けになったほうがよいでしょう。どんながん検診もそうですが、一度受けたら終わりではありません。結果が正常であっても、継続して検査を受けることが大切です。

新型コロナ禍においても、継続した健康管理を

健康への意識が高まりつつある現在でも、がん検診の受診率は決して高くありません。受診率が50％を超えているがんは、ひとつもないのです。

新型コロナウイルス感染症による国内死亡者数は増加の一途をたどり、不安を抱える方が多いと思います。しかし、感染を恐れるあまり、受診を控えては絶対にいけません。定期的に受診すれば早期に見つかるはずだった異常を、見逃してしまっては元も子もありませんから。病院では感染症対策として、受診者のみなさまに受付で検温や問診を行い、スタッフには体調管理や衛生指導を徹底しています。スタッフの海外渡航や出張なども、制限しています。

また、基礎疾患の有無が、新型コロナウイルス感染の重症化と関連することもわかってきました。人間ドックで基礎疾患に関わる検査結果や数値を把握し、健康管理に努めることが、これからの時代に感染症とうまくつきあってゆくポイントになると思います。

図表8　がん検診受診率 (%) (2019)

胃がん	大腸がん	肺がん	乳がん	子宮頸がん
39.0	41.2	45.8	37.4	35.8

胃・大腸・肺・乳は40歳以上、子宮頸は20歳以上
胃・大腸・肺は男女計、乳・子宮頸は女性のみ

（国立がん研究センターがん情報サービスより）

コラム
Column 3

名市大の医師のとある一日

医学研究科地域医療教育学　教授　赤津 裕康

通勤は下宿から徒歩30分。途中で体操を取り入れつつ、趣味かつ研究テーマである筋トレ用の重りを足首に巻きつけての歩行なので、端から観るといわゆる“変なオジサン”です。患者さんや学生さんに出くわさぬよう、祈りながらの出勤です。

職場に着くとまず、メールをチェックして対応できることはしておきます。病棟で8時からのカンファレンスと回診の後は、看護師さんなどへの指示出しやカルテ記載を、研修医や学生さんの指導も含め、若手医師と行います。昼前には自室に戻りますが、面談や打ち合わせが入ることもあります。

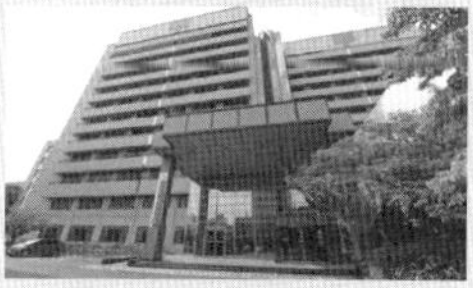
医学部の研究室や講義室が入る建物

お昼ご飯は基本お弁当で、野菜や良質なタンパクを中心に摂取します。この間に読書もするよう心がけています。別世界からの情報収集も、さびついてきた頭には必要です。昼の15分ほどの仮眠も健康に好影響といわれていますが、なかなか大っぴらにはできませんね（午前の外来担当日はバタバタでこうも行きません）。

午後は若手医師が行う検査・処置の補佐、会議、打ち合わせ、面談など、日によってまちまちです。合間を縫って、電子カルテで入院患者さんの午後の状況や検査結果などを把握します。また、時間を作って最新医学の情報収集をしつつ、自らの論文作成や研究費の申請に時間を費やします。研究を進めるには書類作成業務が多く、視力の衰えが激しい最近は大変です。すわりっぱなしのデスクワークは昨今「セデンタリーライフスタイル」といわれ、心・血管障害のリスクといわれているので、60～90分に1度は席を立ち、軽く体を動かすようにしています。

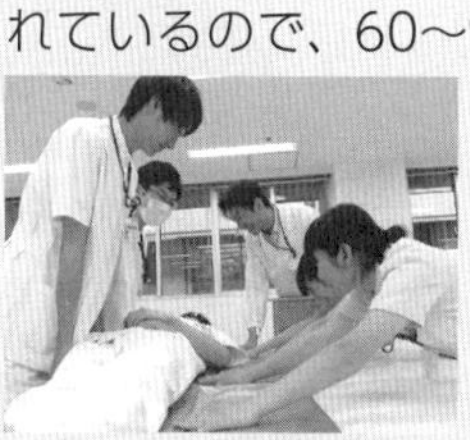
実習での学生指導の様子

気がつくと16～17時ですが、さらにひと仕事しないと追いつきません。睡眠も大事なので、できるだけ22時までに帰宅するようにしています。帰り道も変なオジサンに変身し、体力づくりを取り入れながら歩けば、快眠できます。

おもしろくてためになる⁉「臨床検査」のおはなし

医学研究科共同研究教育センター　講師
名古屋市立大学病院中央臨床検査部　部長代理　井上貴子

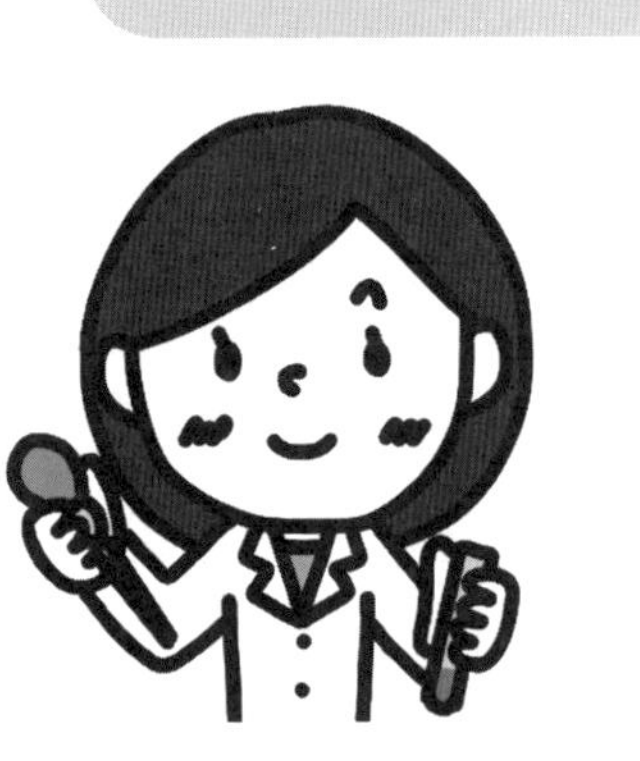

採血、検尿、心電図、超音波検査、ウイルス検査…など多種多彩な「臨床検査」によって身体の状態を調べることから、診断・治療はスタートします。現代の医療になくてはならない臨床検査について、お話しします。

臨床検査って何？

「臨床検査」という言葉から何を連想しますか？

まずは辞書を使って、「検査」という言葉の意味を調べてみましょう。「（基準に照らして）適不適や異状・不正の有無などをしらべること」と、ある辞書には書いてあります。検査を行う場合、まずは〝基準〟が必要だというわけです。

日常生活でわたしたちが関わる多種多様な「こと」や「もの」が、あらかじめ定められた〝基準〟に照らし合わせて、ふさわしいか、異常がないか、検査により調べられています。たとえば車の検査には、わたしたちにとって身近な点検や車検などがあります。新しい服を買えば、検針済みの紙が入っています。ほかにも食品の検査、水質の検査など、わたしたちは「検査」に囲まれて生きています。

もしもこの世に検査がなかったら…と想像してみてください。〝お墨つき〟がない世界…。「これ、本当に大丈夫なの？」と、心配のあまりひとつひとつ自分で確認していたら、時間がどれだけあっても足りません。わたしたちは検査に守られて生きているのです。

次に、「臨床」という言葉も見てみましょう。先ほどの辞書には「病床に臨むこと」と書かれています。英語で臨床は「クリニック（clinic）」です。もともとは診療行為そのものを示していたのですが、いつの間にかわたしたちの国では、クリニックは「診療所」を示すようになりました。

では「臨床検査」とはなんでしょうか⁉ 臨床検査とはわたしたちの体に対して行われる検査で、血液・尿・便などを調べたり、心電図や肺活量などを測定したりすることです。目的はさまざまですが、いずれにしても医療現場に欠かせない、とても重要な情報が得られます。

名市大病院には500名近くの医師が勤務していますが、その中で臨床検査部門にあたる中央臨床検査部に所属する医師はたった2名しかいません。臨床検査医は、検査の精度（正確さ）が保たれるよう、検査室全体のマネージメントをするのが仕事で、さまざまな分野（臨床血液学、生化学、免疫、輸血、微生物、生理機能検査など）に精通している必要があり、高い専門性が求められています。

【臨床検査医の仕事】

検体を扱うのは主に臨床検査技師の役割で、臨床検査医の仕事は、正しい検査法を推進し、検査結果の精度を最終的に確認することです。ふさわしい外部委託業者を選定することも仕事のうちです。

また、臨床検査医は、臨床医から検査データの解釈について問い合わせがあった場合にはアドバイスをします。新しい検査項目を、実際に有用かどうか確かめながら開発したり、間違いを予防するためのシステムを新たに導入したりすることもあります。ほかに、院内での感染対策の支援や、新薬治験時のデータの提供なども行っています。

名市大病院中央臨床検査部の医師のうち1名は検査管理医で、もう1名は循環器内科の臨床医として活躍する傍ら、超音波検査のエキスパートとして検査室に貢献しています。

臨床検査にはどんな種類があるの？

病院で採血や検尿をしたことはありますか？まさに、それこそが臨床検査です。臨床検査以外の検査には、放射線検査（レントゲン検査やCT検査）、MR検査、核医学（ラジオアイソトープ）検査、内視鏡検査（いわゆる胃カメラなど上部消化管内視鏡検査や大腸カメラなどの下部消化管内視鏡検査など）などがあります。

まずは臨床検査を分類してみましょう。くわしくは図表1をご覧ください。

①検体検査

体から採取した血液や尿、便、体液などの「検体」を分析する検査です。よく行われているのは血液検査と尿検査で、特に血液から得られる情報は無限大です。

血液は、細胞成分（血球）と液体成分に分けて検査されます。細胞成分の検査では、赤血球・白血球・血小板などの血球が調べられ、液体成分の検査では、糖、脂質、塩分（電解質）、タンパク質（酵素やホルモンなど）などが調べられます。

血液は、検査したい項目によってさまざまな採血管（血液を採る

図表1　臨床検査の種類

	種　類	内　容
検体検査	一般検査	尿の成分から腎臓や肝臓の異常を見つけたり、便の成分から消化管の異常を把握します。
	血液学的検査	赤血球や血色素から貧血の程度を、白血球数から炎症の程度などを把握します。
	生化学的検査	血液中の糖質、タンパク質、ビタミン、ホルモンなどを調べ、臓器の異常を把握します。
	免疫血清学的検査	免疫機能の状態を調べることで、体に侵入した病原体（細菌やウイルス）を特定します。
	細菌学的検査	採取した検体を培養し、病気の原因となっている微生物を検出します。
	輸血・臓器移植関連検査	輸血のための血液型検査や交叉適合検査、臓器移植のための臓器適合検査があります。
	遺伝子検査	遺伝子を調べて異常を検出します。微生物の遺伝子を検出して感染症の診断をします。
	病理学的検査	臓器やその組織の一部、あるいは細胞を顕微鏡で観察し、がん細胞などを見つけます。
生理検査	心電図検査	心筋梗塞や心不全などの診断に利用します。
	脳波検査	頭皮に電極を装着し、α波やβ波などの電気的信号を記録して、脳神経などを調べます。
	呼吸機能検査	肺活量などを測定し、レントゲンやCTではわからない肺や気管、気管支の状態を調べます。
	超音波検査	体に超音波を当て、その反射波によって臓器や胎児の状態を調べます。

入れ物（写真1）を用いて採血を行います。血液には、放っておくと「凝固」といって固まってしまう性質があり、検査目的に応じて採血管を替えることで、正しい検査を行うことができます。

②生体検査（生理機能検査）
患者さんに直接行う検査です。医療機器を用いて、体の構造や機能に関するさまざまな情報を得ることができます。例として、電気生理学的検査（心電図や脳波など）、超音波検査（心臓や肝臓などの臓器、血管などの画像診断）、呼吸機能検査などがあります。

臨床検査はどんなときに行うの？

さまざまな検査が、さまざまな場所で、さまざまな目的で行われています。

①病気の診断をしたいとき
ただ病名をつけるために行うのではなく、病気の程度（重症度や進行度）や、合併症（同時に起こっている病気）があるかどうか、これからどのような経過をとるかなども調べます。
②治療方針を決めたり、治療の効果を確認したいとき
薬で治療するか、手術を行うか、それとも経過を見るのか…、さらに薬なら何を

写真1　さまざまな採血管

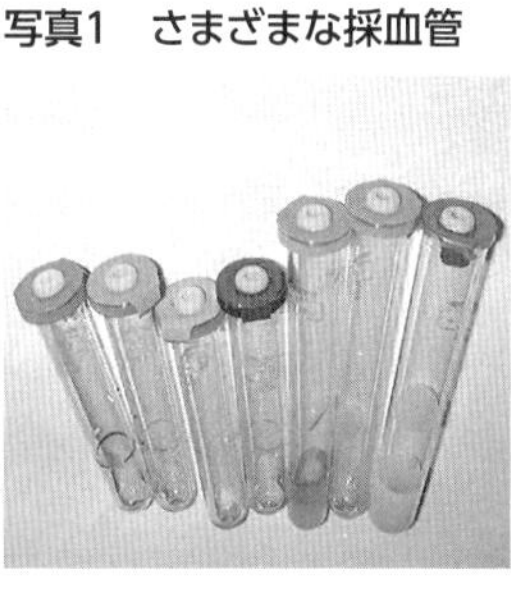

左から
①血沈（抗凝固剤入り）②血算（キレート剤入り）③血糖（酵素反応阻害剤入り）④凝固（抗凝固剤入り）⑤タンパク質・ホルモン（凝固促進剤＋血液分離剤入り）⑥血清粘度（凝固促進剤入り）⑦生化学（血液分離剤入り）
フタの色はそれぞれ
①オレンジ　②紫　③グレー　④黒　⑤水色　⑥ピンク　⑦茶色
となっています。
※これと異なる医療機関もあります。
①の血沈は、赤血球が試験管内を沈んでいく速度、②の血算は血球（白血球、赤血球、血小板）の数、⑥の血清は血液が凝固したときの上澄みを調べるものです。

使えばよいか、手術などの程度の広さにするのかなどを判断するために行います。治療効果の判定にも使われています。治療によっては、内臓の障害や白血球が減るなどの副作用がみられることがあり、これらの副作用のチェックにも用いられます。

③健康診断

一見健康に見える人に隠れている病気を早期発見するには、臨床検査が有益です（ただし、健康診断ですべてがわかるわけではありません。異常が見つかったら必ず受診してください）。

④そのほか

スポーツをしたときの、体力や消耗の程度をみるのに使われることがあります。糖尿病にかかった方が、自宅で血糖や尿糖の検査をすることもあります。献血をするときには、貧血や肝機能障害などがないか必ず調べます。

検査を受けるときに注意することは？

検査の際によく聞かれる質問を、こちらに挙げます。

①検査を受ける前に食べたり飲んだりしてもいいですか？

採血は、早朝空腹時[※1]（朝から何も食べていない状態）に行うのが、原則です。「原則」というのは、検査結果の基準範囲（後でくわしく説明します）が、早朝空腹時（前日の夜9時以降何も食べていない状態）で採血したものを基準としている

※1　採血やそのほかの検査の時間が午前中であるとは限りません。また、採血項目の種類によっては、食事摂取と関係ないものもあり、その場合は絶食が必要ではありません。

からです。血糖値や脂質関係は特に、食事の影響を受けます。水やお茶などエネルギー源の入っていない飲み物であれば、検査前でも飲んでよいことが多いです。超音波検査も、種類によっては絶食（前の晩9時以降食べない）が必要な場合があります。

②検査前に安静は必要でしょうか？

一般的な検査の前には、特に安静は必要ありません。しかし採血項目によっては、激しい運動後に数値が変わるものもあります。また、ホルモン関係の検査項目の中には姿勢（立ったり座ったり寝たり）によって変化するものがあり、しばらくベッドで横になってから採血する場合もあります。

③今飲んでいる薬がある場合、検査の前にはどうすればいいでしょうか？

内服薬に関しては、種類（どんな病気を治療する薬であるか）によって異なります。特に糖尿病治療薬は、絶食で検査を受ける際、飲まないように指示されることがよくあります。

④尿の検査を受けるときには何を注意すればいいのでしょうか？

一般的な検尿は、血液検査と同じような注意が必要です。また、蓄尿（24時間分の尿を溜めること）が必要な場合には、尿量を調べるという目的もあるので、溜め忘れが1度でもあれば必ず伝えてください。

検体はどこで調べているの？

検査の流れを図表2にお示しします。

検体検査では、採血や採尿など、わたしたちの体から検体を取り出すところまでは医療行為とみなされますので、医療機関（病院・診療所・検診センターなど）でしか行えません。取り出した検体については、適切な保存条件（温度や時間）が守られれば、医療機関外でも検査することが可能です。多くの医療機関が、検体検査の一部またはすべてを外部検査施設（ほとんどは民間の衛生検査所）に委託しています。

生体検査（生理機能検査）については、一連の流れのすべてが医療行為に当てはまりますので、医療機関で検査を行います。

どんな職種の人が臨床検査に関わっているの？

臨床検査の現場では、さまざまな職種の人がそれぞれの特性を生かして関わっています。

①臨床検査技師・衛生検査技師

主に検査を実施しているのは、臨床検査技師や衛生検査技師です。どちらも国

図表2　臨床検査の流れ

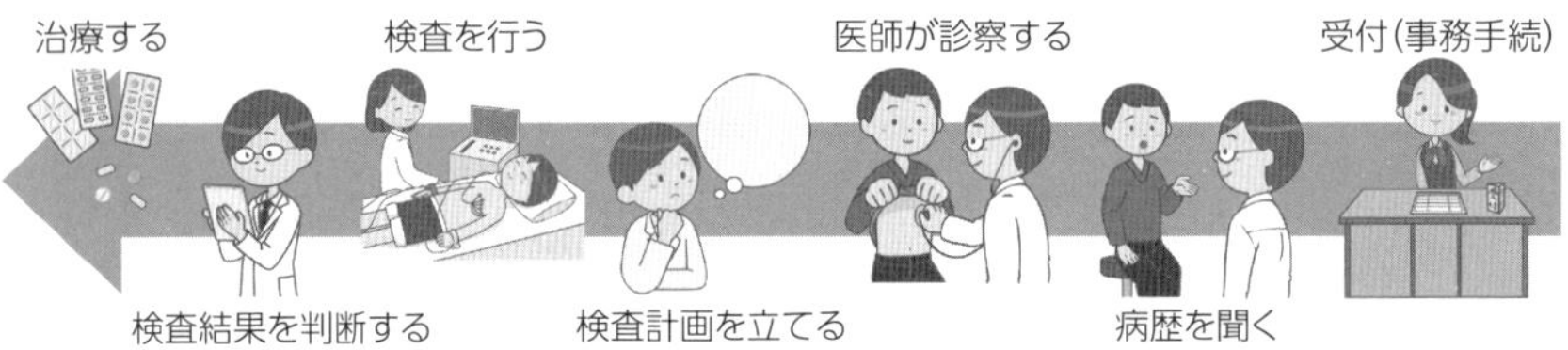

受付（事務手続）
病歴を聞く
医師が診察する
検査計画を立てる
検査を行う
検査結果を判断する
治療する

家資格を持つ、検査の専門家です。

臨床検査技師は、実にさまざまな臨床検査に携わっています。衛生検査技師は、心電図や超音波などの生理機能検査や採血ができない点で、臨床検査技師と仕事の内容が異なります。

②医師

多くの医師は、それぞれの専門分野の臨床検査を行い、治療や診断に役立てています。

臨床検査医は検査結果の意味をより深く細かく見るのが専門で、主治医にアドバイスをします。そのほか、臨床検査室全体の管理・運営や、医学生・臨床検査技師の教育にも携わっています。

③検査助手、事務員、集配担当者など

臨床検査のサポートをする検査助手、書類作業を専門に行う事務員、医療機関から検査センターへ検体を運ぶ集配担当者などが、臨床検査の円滑な運用に携わっています。

まずは、自分が健康なときの検査結果を知りましょう

臨床検査は、以前と比べて結果が早くわかるようになり、ごく少量の検体から

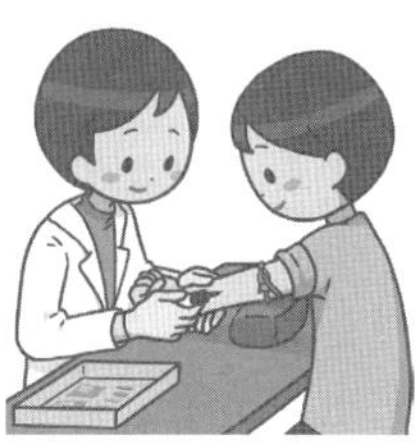

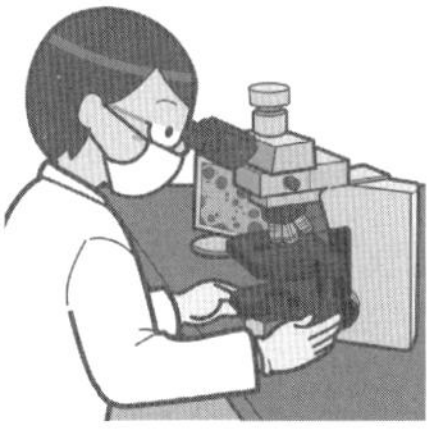

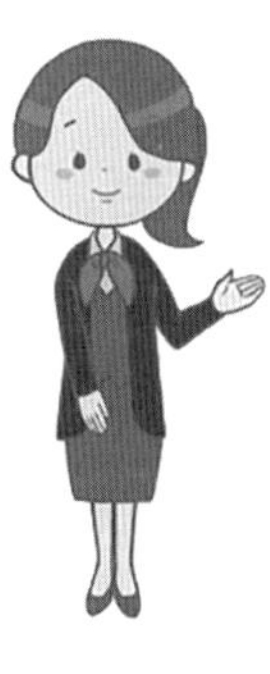

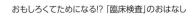

も測定ができるようになりました。診断に直接結びつくような腫瘍マーカーや感染症マーカーも登場し、進化を遂げたことで、近年、臨床検査の重要性は増しています。ただし、病気の診断や治療の効果は、検査の結果だけからでは判断できません。最終的には、主治医の先生の診察も含めて、総合的に判断することになります。健康診断で異常を指摘された場合は、自己判断せず、必ず医療機関を受診してください。

健康判断のうえで大切なのは、自分自身が健康なとき、検査でどんな数値が出るのか知ることです。これは1カ月以上空けて3回以上測定すればわかるといわれています。半年に1度でも、2年間隔でも構いませんので、3回以上の測定結果を比べて、自分の健康状態の目安とするとよいでしょう。

「正常値」と「基準値・基準範囲」の違い

検査を受けると、いくつもの項目にわたる結果が戻ってきます。それらに問題があるのかないのか…それが最も気になるところでしょう。その〝物差し〟となるのが、検査項目ごとの基準値・基準範囲です。

以前は「正常値」という言葉がよく使われていました。たくさんの健康な人たちを集めて検査し、平均値を含む95％の人たちが含まれる範囲の数値を「正常値」としていました。しかし、「正常」の目安や条件があいまいなうえに、〝健康な人〟が「正常」だとも限りません。〝健康な人〟を集める際、その集め方によっ

【新型コロナウイルス感染症に対する検査】

COVID−19の流行で、「PCR検査」が一躍有名になりました。PCRとは「ポリメラーゼ・チェーン・リアクション（ポリメラーゼ連鎖反応）」の略で、新型コロナウイルスの遺伝子に特異的な遺伝子配列を検出する検査です。新型コロナウイルスは口や鼻、のど、気道に潜むので、唾液や鼻咽頭のぬぐい液、痰などを調べます。

PCR検査は精度が高く、とても優れた検査方法ですが、残念ながら絶対ではありません。実際は感染しているのに、ウイルスの量が少なかったり、上手に検体が取れていなかったりで、陰性（検出せず）と報告されることもあります。また、変異ウイルスでは遺伝子の配列が変化していて、検出されない可能性もあります。

名市大では2021年1月現在、PCRはほとんど行っておらず、「LAMP法」を使っています。60～65℃で新型コロナウイルス遺伝子を増やして検出する方法で、約35分と短時間で結果を得ることができます。

今後はさらに、「抗原定量検査」にシフトしていくと予想されます。抗原定量検査は、ウイルスを特

て、年齢や性別、生活習慣や環境などのばらつきが異なる可能性もあります。つまり、正常値の「正常」という言葉そのものに、問題がありました。

1992年、アメリカ臨床検査標準化委員会が明確に定義し、使い始めたのが「基準値・基準範囲」です。「基準値」は、性別や年齢、生活習慣などの条件ごとに人々を集めて検体を採取し、得られた測定値です。「基準範囲」は、その基準値の中央値を含む95%が含まれる範囲のことです。一見、正常値と変わりがないように見えますが、それを求めるための条件、手順を細かく規定した点が新しいのです。

これをきっかけに、日本をはじめ世界中に「基準値・基準範囲」という言葉が広まりました。2015年にはほぼすべての健康診断結果に、基準値・基準範囲が採用されるようになっています。

とはいえ、「基準値・基準範囲」も絶対ではありません。すべての検査の項目には「基準値」が設けられていますが、そこからはみ出したら必ず「異常」というわけではありませんし、「基準範囲」もあくまで〝一般的な目安〟と考えた方がよいでしょう。

臨床検査は万能なの？

臨床検査にも、残念ながら限界があります。

現在、血液検査の項目だけでも、何千項目もあります。一度の血液検査でどん

徴づけるタンパク質(抗原)を化学発光酵素免疫法で定量的に測定し、感染を調べるもので、少量のウイルス量でも検出が可能です。遺伝子の変化・変異に強いのが、抗原定量検査のよいところです。

な病気でもわかると思われている患者さんが多いのですが、実際には血液検査の前に主治医の先生が、調べたい項目だけを選んで指定しています。健康診断では、あらかじめ一般的な検査項目が決められています。

わたしたちの体の状態は常に変動しており、血液検査の結果もさまざまです。項目によっては、採血のタイミング（採血時間や食事の状態）によって大きく変動するものもあります。一般的には、基準値の中の変動であれば心配しなくていい場合がほとんどですが、一度の血液検査だけでは判断できない場合もあります。臨床検査は、病気の診断や治療の推移をみる手段のひとつにすぎません。検査結果だけで病気だと決めつけたり、一喜一憂する必要はありません。検査の特徴を知り、上手に利用してください。

精度管理を知っていますか

少しマニアックなお話をします。臨床検査を行う検査施設では、測定値が正確な結果になるように努めています。検体を採取するときから、その努力は始まっています。検体をどのように扱うか、さまざまな管理条件[※2]を設定し、測定機器の手入れや調整、測定方法のトレーニングを行っています。このように、検査結果が正確になるように管理することを「精度管理」といいます。

精度管理は検査施設の内と外から盤石の体制を敷いています。

※2　測定場所の温度や湿度、測定の実施方法、検査機器のメンテナンスの条件、試薬の管理・保管方法など。

①内部精度管理

検査施設ごとに行う精度管理です。同じ施設の中で同じ項目を検査した場合に、昨日と今日で結果が違うとなれば、どちらを信じたらよいのかわかりません。そのようなことのないよう、常に正確、精密な検査結果が得られるように管理することが「内部精度管理[※3]」です。

②外部精度管理

医療団体や臨床検査関連団体（日本医師会、日本臨床衛生検査技師会、日本衛生検査所協会など）が、それぞれの検査施設を対象に、同じ条件のもとで検査結果を調査します。ただし、検査施設で使われている機器類や試薬など、臨床検査業務を行う条件は必ずしも一定ではないので、施設ごとに多少の差が生じます。そこで、団体ごとに別々の基準と手法で行われてきたこれまでの外部精度管理を、日本医師会を中心に相互に連携することで標準化する取り組みが具体化しています。

臨床検査が医療の中で大きな位置を占めるようになった現在、臨床検査への信頼は医療全体への信頼につながります。全国の臨床検査室では、今日も検査精度の維持とさらなる向上に努めています。明日からの臨床検査が、健康なときも病気のときも、みなさんにとって少しでも身近で安心、頼れる存在になるよう、わたしたちは日々努力しています。

※3　内部精度管理

「精度管理試料」を用いる方法と、測定された被検者の検査値そのものを利用する方法とがあります。前者では、「精度管理試料」という同一のサンプルを、患者さんの検体を測定するたびに一緒に測定し、その測定値が1日あるいは数日の間にどれだけ変動したかを見て管理します。

測定値が許容範囲内（ここからここまでに測定値が収まれば大丈夫、うまく測定できている）から逸脱することは、まれではありません。そのたびに、なぜずれてしまったのかを検証し、機械や試薬の調整をします。

OTC医薬品を活用したセルフメディケーションのすすめ

薬学研究科臨床薬学　教授
鈴木　匡

体調が悪くなったとき、なんでも病院での治療に頼るのではなく、市販の医薬品などで体調を整える「セルフメディケーション」が求められる時代となっています。いわゆる「ＯＴＣ医薬品」（市販薬・一般用医薬品）の上手な活用方法について紹介します。

「ＯＴＣ医薬品」を知っていますか

ＯＴＣとは「Over the Counter」の略で、薬局などのカウンター越しで、医師の処方箋がなくても買える一般用医薬品のことを「ＯＴＣ医薬品」と呼びます。ドラッグストアなどで、自分で選んで（セルフサービスで）購入することができるこれらＯＴＣ医薬品を、薬剤師や登録販売者[※1]に相談して上手に活用すれば、不快な症状を改善し、病気を早期に治療したり、予防したりすることが容易になります。そうやって、自らの努力で自分の健康を維持していくことを「セルフメディ

※1　**登録販売者**
2008年の法改正で施行された一般用医薬品販売のための資格。ただし、要指導医薬品、第一類医薬品という安全管理が特に必要な医薬品は、現在も薬剤師しか販売できません。

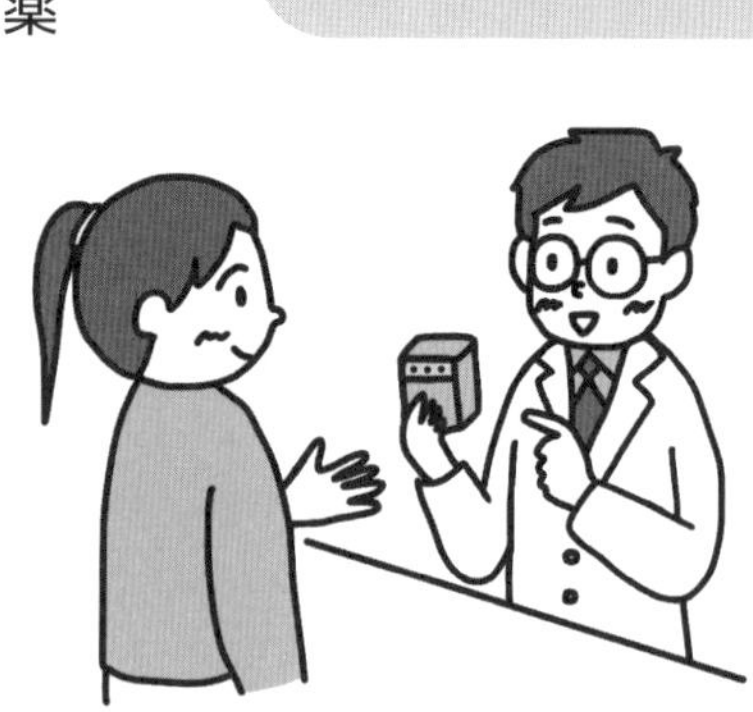

ケーション」といいます。

少子高齢化の進む日本では、国民医療費（国内の保険診療にかかる費用）の増加が大きな問題となっています。高齢化がさらに続けば、国民医療費の負担はさらに大きくなり、国民の生活にも支障が出かねない状況であることは、ご存じの通りです。

保険で負担する医療費を適切に削減するためには、国民ひとりひとりが病院を利用しなくともよいように健康を保つことが、一番の対応策です。今までは社会が住民の健康を守るため、病院などの医療施設や保険を充実させてきましたが、これからの日本では、住民ひとりひとりがまさに自分の健康に責任を持って、相互に協力しながら健康増進に参加する〝参加型の医療〟を進めなければなりません。

セルフメディケーションはこの参加型医療の第一歩であり、国民全体で進めていく必要があると思います。薬局で購入できるOTC医薬品を上手に活用することは、参加型医療に貢献するひとつの手段です。

【「参加型医療」でほかに求められるもの】

「参加型医療」のひとつに、薬の「アドヒアランスの向上」が挙げられます。これは、医師から処方された薬をただ言われた通り服用していればよいという考え方を改めるもので、なぜその薬を飲むのか、その薬の副作用は何か、服用していて体調変化はないかなどを自分自身でよく理解し、観察・記録しながらその情報を専門家と共有して、安全でより有効な薬物療法を自主的に続けることです。アドヒアランスが向上すれば、薬の飲み忘れが減らせるだけでなく、副作用の早期発見などにもつながります。

OTC医薬品の特長 ～体にやさしい医薬品～

OTC医薬品は現在、その作用の強さ、副作用、医薬品間の飲みあわせなどのリスクに応じて、第1類から第3類に分類されています。ただし医療用医薬品とは違い、一般の人達が広く利用することを想定しているので、副作用が現れやすいものはほとんどありません。効果の強いものは、使用量が安全に使える範囲内に決められています。

ＯＴＣ医薬品には、安全性の高い薬効成分しか採用されませんので、薬局で購入できる薬には「効果が弱い」という印象があるかもしれません。しかし、この「効果が弱い」「安全性が高い」ということが、病気のごく初期段階では有効な特長といえます。たとえば熱があるときに飲む解熱剤は、ＯＴＣ医薬品では、医療用医薬品ほど強力に解熱することはできません。しかし、体が発熱するときは、そもそも細菌やウイルスなど外敵からの防御機能として体温[※2]を上げているので、熱を強力に下げないことは、むしろ体の抵抗力を保持することになります。

ＯＴＣ医薬品の咳止めや下痢《げり》止めも、やはり医療用医薬品ほど強力には咳や下痢を止められません。しかし、咳も下痢もやはり、体に有害なものを体外へ排出する機能です。排出を完全には止めず、生活には支障のない範囲に症状を改善できれば、体に無理なく治療を進めている、ということになります。

ＯＴＣ医薬品は、以上のように〝体にもともと備わっている病気への防御反応を補助し、治療する医薬品〟であるともいえます。体にやさしいＯＴＣ医薬品で治療や症状の軽減ができれば、それだけ体への負担は少なくなります。医療用医薬品より効果の弱い成分を使用してはいますが、より安全な成分の効果を少しでも高め、広く症状を緩和できるよう、巧みに設計された「処方薬」なのです。

もちろんＯＴＣ医薬品にも、副作用など注意すべきことがあることはいうまで

第1類医薬品	第2類医薬品	第3類医薬品
副作用など日常生活に支障がある健康被害を生ずるおそれがあり、その使用に特に注意が必要なもの。 新しい一般用医薬品として承認を受けた成分を配合するものは一定期間ここに分類される。	第1類ほどではないが、日常生活に支障がある健康被害のおそれがあり、使用に注意が必要なもの。 特に注意を要するものは「指定第2類医薬品」となっている。	日常生活に支障があるほどではないが、体の変調などをおこすおそれのあるもの。

もありません。また、ＯＴＣ医薬品を使用しても症状が改善しない、あるいは悪化する場合には、ＯＴＣ医薬品での治療範囲ではないということで、すぐに医師の診察を受けなければいけません。しかし、症状が緊急を要するものでない場合は、まずＯＴＣ医薬品を試してみることをお勧めします

OTC医薬品と、サプリメント・健康食品の違い

「体にやさしい」ということで、サプリメントや健康食品を利用されている方も多く、ドラッグストアなどでは、ビタミンやミネラルのサプリメントや健康食品がたくさん販売されています。

一方、ＯＴＣ医薬品としてのビタミン剤も販売されています。医薬品のビタミン剤には、体に吸収されやすいように、あるいは長く体の中で利用されるように多少手を加えたものもありますが、実は医薬品でもサプリメントでも成分自体は同じです。では、ＯＴＣ医薬品とサプリメントで何が違うのでしょうか。

一番の違いは、効能・効果と服用量です。サプリメントにも、効能・効果や服用の目安が書いてあるものがたくさんありますが、それはその商品がどのような症状の治療に有効かを表したものではなく、含まれるビタミンなどの一般的な機能と、機能性表示食品や栄養機能食品としての摂取の目安を表示したものです。一度お店で、医薬品とサプリメントの表示を見比べてみて下さい。

※2　細菌やウイルスは体温が上がると活動が鈍くなるため、体は体温を上げようとします。咳は、のどの粘膜に捉えた異物を外に出そうとする働きであり、下痢は消化管に入ってきた体に悪い成分を少しでも早く外に出そうとする働きと考えられます。

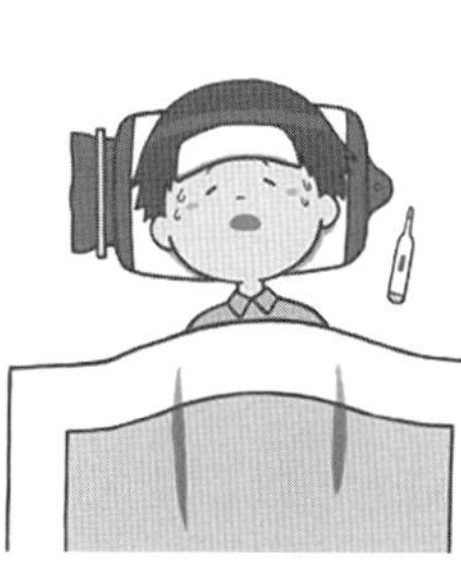

たとえばビタミンB1は、サプリメントの場合、1日の摂取の目安が25㎎程度ですが、医薬品の場合は1日（最大）100㎎の服用と示されています。効能・効果も、サプリメントでは〈炭水化物からのエネルギー産生と、皮膚と粘膜の健康維持を助ける栄養素です〉などと表示されますが、医薬品のビタミンB1剤では〈神経痛、筋肉痛、関節痛、手足のしびれ、便秘、眼精疲労、脚気《かっけ》の症状緩和…〉と、服用することで治療・予防できる症状が具体的に記載されています。

この理由は、サプリメントは食品であり、あくまで食事において摂るべき量を目安としているからです。医薬品の場合は、医学的な調査により確認された効能や服用量を提示しています。つまりOTC医薬品では、科学的な裏づけのある効能・効果と、それを得るための目安としての服用量が、きちんと表示されているわけです。医薬品と食品では、製造や品質に関する管理の厳格さも、大きく違います。

「スイッチOTC」を知っていますか

昔から使われてきた比較的安全な医薬品がOTC医薬品ですが、最近では医療用で使用されていた医薬品が、OTC医薬品としてど

ビタミンB1の表示例

医薬品の場合

（効能）
1. 次の場合のビタミンB1の補給：肉体疲労時、妊娠・授乳期、病中病後の体力低下時
2. 次の諸症状の緩和：筋肉痛・関節痛（腰痛、肩こり、五十肩など）、神経痛、手足のしびれ、便秘、眼精疲労
3. 脚気　「ただし、上記2および3の症状について、1カ月ほど使用しても改善が見られない場合は、医師または　薬剤師にご相談ください」

（用法・用量）
15歳以上は1回1～3錠、11～14歳は1回1～2錠、7～10歳は1回1錠、食後すぐに水またはお湯で、かまずに服用してください。

（成分）3錠中
ビタミンB1（誘導体として）……100mg
ビタミンB6（ピリドキシン塩酸塩）‥20mg
ビタミンB12（シアノコバラミン）…60μg

栄養機能食品の場合

ビタミンB1	ビタミンB1は、炭水化物からのエネルギー産生と皮膚や粘膜の健康維持を助ける栄養素です。
ビタミンB6	ビタミンB6は、たんぱく質からのエネルギー産生と皮膚や粘膜の健康維持を助ける栄養素です。
ビタミンB12	ビタミンB12は、赤血球の形成を助ける栄養素です。

成分	1粒あたりの含有量
エネルギー	0.55kcal
ビタミンB1	12.5mg
ビタミンB6	5mg
ビタミンB12	1.8μg

【召し上がり方】
栄養機能食品として1日2粒を目安に、かまずに水またはお湯とともにお召し上がりください。
※短期間に大量に摂ることは避けてください。

んどん登場しています。医療用医薬品の成分を一般用医薬品として利用できるようにしたものを、「スイッチＯＴＣ（医薬品）」と呼んでいます。よく知られているのは、胃腸薬のガスター®（ファモチジン）や抗アレルギー薬のアレグラ®（フェキソフェナジン）などでしょうか。

スイッチＯＴＣは、先ほどお話ししたセルフメディケーション推進の一環として、安全性がある程度確認された医療用医薬品を一般用としてもっと利用していこう、という国の施策により進められてきました。近年多くのスイッチＯＴＣが、薬局で販売されています。

新しいスイッチＯＴＣが自由に購入できるようになるまでには、いくつかの段階があります。まずは要指導医薬品、または第1類医薬品として登録され、薬剤師が問診し本当に必要と判断した方にのみ、安全に販売する形で始まります。それで数年様子をみて、問題がなければ、薬剤師の問診なしでも手軽に購入できる第2類医薬品に移行します。

スイッチＯＴＣの成分は医療用医薬品と同じものですし、含有量も医療用と同じものがほとんどです。つまりスイッチＯＴＣは、病院で診察を受けて処方箋でもらう医薬品と同じ医薬品、ということになります。たとえば花粉症では、医療用で処方される飲み薬や点鼻薬などほとんどの薬を、現在薬局で購入することができます。痛み止めの貼り薬も、医療用で使用されている薬のほとんどが、今は薬局で購入可能です。

水虫の塗り薬は、以前は病院で処方される成分の薬が薬局で販売できなかった

【そのほかのスイッチＯＴＣ】

ほかに、解熱鎮痛薬のロキソニン®（ロキソプロフェン）、水虫の塗り薬 ラミシールクリーム®（テルビナフィン）、口唇ヘルペスの塗り薬 アクチビア軟膏®（アシクロビル）などがあります。

ので、効果が低く、〝薬局で買う薬では水虫は治らない〟というのが定説でした。しかし現在は、病院で処方される水虫の塗り薬のほとんどが、薬局で購入できます。ですから、皮膚科で水虫と診断されたものの、皮膚科に通い続ける時間がないという場合にも、皮膚科で処方されたのと同じ薬を薬局で購入し、治療を続けることが可能です。以前は、薬局には適切な治療薬がなかった口唇ヘルペスや膣カンジタなどの感染症も、現在は医療用と同じ成分の薬がOTCとして販売されているので、薬局で相談に乗ることが可能となっています。

医療用医薬品と「スイッチOTC」の違い

医療用と同じ成分、同じ含有量のスイッチOTCですが、使い方は医療用と違います。たとえば、胃薬のファモチジン錠は、医療用では、〈1回10～20㎎を1日2回服用、症状がとれても医師の指示がある間は続けて飲む〉が基本ですが、スイッチOTCでは〈1回10㎎を1日2回まで（8時間以上の間隔で服用）、症状があるときにのみ服用し、2週間以上連続して服用しないこと〉と記載されています。また、スイッチOTCでは、15歳未満、または80歳以上の方は服用しないよう注意があります。

要するに、医療用医薬品は医師の管理のもと、治療が終了するまで必要量を確認しながら使用するものであり、スイッチOTCは合う症状がある場合にまず使ってみて、症状がとれるかどうか様子をみる、という使い方をするものです。

花粉症に使用する【スイッチOTC】の例

目薬		
成分名	商品名(例)	効能・効果
アシタザノラスト	アイフリーコーワAL®	目のアレルギー症状
トラニラスト	ロートアルガードプレテクト®	目のアレルギー症状
点鼻薬		
ベクロメタゾンプロピオン酸エステル	ナザールαAR®	季節性アレルギー性鼻炎
内服薬		
ロラタジン	クラリチンEX®	花粉・ハウスダストなどによる鼻のアレルギー症状の緩和
セチリジン塩酸塩	コンタック鼻炎Z®	
エピナスチン塩酸塩	アレジオン®	

症状がとれない場合は重篤な病気の可能性もあるので、漫然と使い続けず、薬剤師に相談し、必要であれば医師の診察を受ける必要があります。[※3]

また、OTC医薬品では安全を期して、副作用を起こす可能性の少ない服用量が指定されているので、説明書に提示された服用量や使用方法を守りましょう。中にはビタミン剤や整腸剤のように、健康維持のため毎日続けて飲む薬もありますが、基本的には、症状を緩和できたら使用を中止します。

服用を止めるとまた症状が出てきてしまう場合は、やはり漫然と使い続けず、必ず薬剤師や医師に相談してください。スイッチOTCの役割は、あくまで家庭での治療と医師の治療とを結ぶことであると、ご理解いただきたいと思います。

OTC医薬品の注意点

多くの人が安全に、効果的に使用できるよう設計されているOTC医薬品ですが、医薬品である以上、注意点はたくさんあります。くわしくは個々に添付されている説明書で確認いただくのが一番ですが、いくつか例を挙げてみます。

かぜ薬や鼻炎薬の副作用でよくあるのは、服用したときの眠気です。服用してから12時間効果が続くというような、長く効くものが増えてきましたが、眠気も当然そのぶん長く続くことになります。特に自動車などの運転には、注意が必要です。かぜ薬にも配合されている解熱鎮痛剤では、「アスピリンぜんそく」[※4]という症状を起こす方がいらっしゃいます。医療用も含め、薬を服用したときにぜん

※**3**　ファモチジンを服用しても症状がとれない場合は、胃かいよう、十二指腸かいよう、逆流性食道炎などが考えられます。また、胃がんなどの初期症状の可能性もありますので、すぐに医師の診察を受けてください。

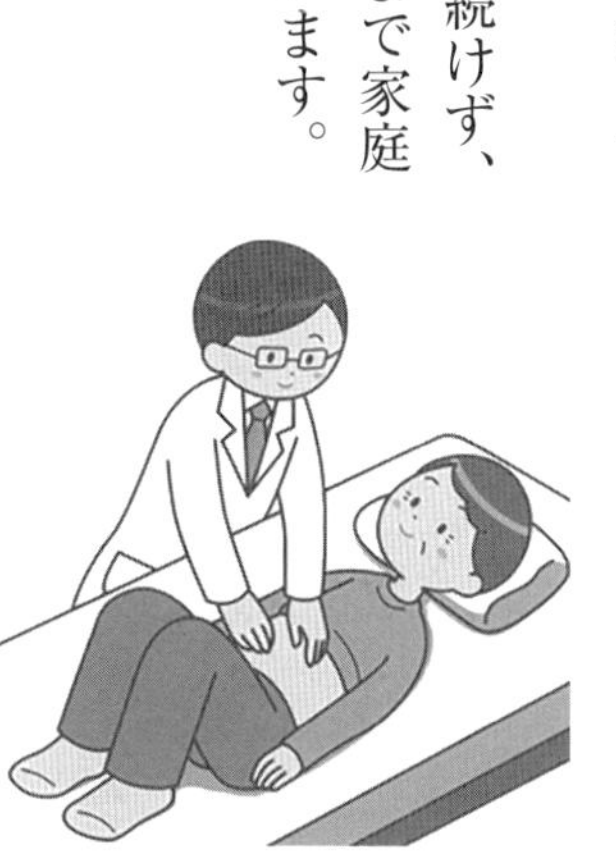

※**4**　**アスピリンぜんそく**　アスピリンなどの解熱鎮痛剤を服用した際に、ぜんそくのような急激な咳込み、ひどい鼻づまりなどを発症するもの。このような症状を起こしたことがある方は、違う解熱鎮痛剤でも発症する可能性が高いので、注意が必要です。

そくのような症状を起こした経験のある方は、購入時に必ずご相談ください。また、解熱鎮痛剤の服用で、肝臓や腎臓の障害を起こすこともあります。全身にひどい炎症が起きてしまう、重篤な副作用も報告されています。

緑内障[※5]の治療を受けている方は、胃腸薬やかぜ薬に入っている成分が治療の妨げになることもありますので、注意が必要です。また、かぜ薬や咳止めには、麻薬に分類される成分が配合されているものもあり、高齢者では特に、便秘や尿が出なくなることがよくあります。「薬物依存」といって、ある薬を毎日服用しないと頭痛など不快な症状が出て、ついつい使い続けてしまう、いわゆる中毒症状になることも社会問題となっています。

ＯＴＣ医薬品を使用したとき、胃の不快感や吐き気、咳、発疹、痛みなど「いつもと違う！」と思うことがあったら、すぐに服用を止めて、薬剤師や医師にご相談ください。また、そのＯＴＣ医薬品がどれだけの期間飲み続けてよい薬なのかも、購入時に確認しておくことが必要です。

医療用医薬品には「飲みあわせ」があり、一緒に服用しない方がよい例が多く知られています。ＯＴＣ医薬品でも「飲みあわせ」には注意が必要です[※6]。特に、医療用医薬品との飲みあわせには注意が必要です。たとえば、ＯＴＣ医薬品の胃薬や貧血改善の鉄剤などと一緒に服用すると、効果が落ちてしまう抗生物質、高脂血症治療薬、甲状腺治療薬があります。これは薬の中のミネラル成分による相互作用で、カルシウムや鉄などを含むサプリメントでも同様に効果が弱まります。

※5　かぜ薬や胃腸薬すべてが緑内障に悪影響をおよぼすわけではありません。また、緑内障の病状によっては服用が問題ない場合もありますので、治療先の眼科医と薬剤師に必ず確認してから服用ください。

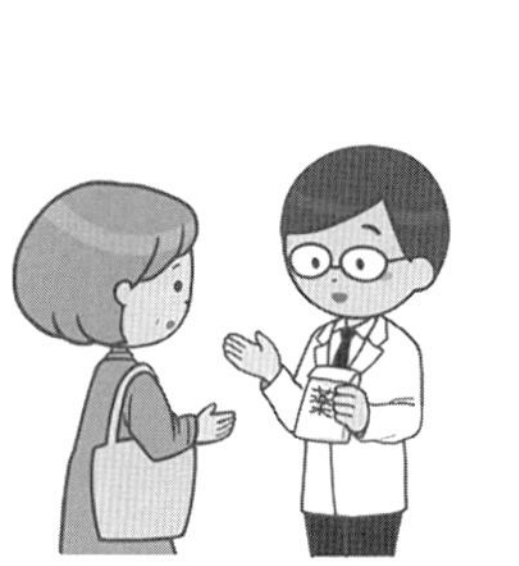

※6　医療用医薬品との相互作用は非常に複雑で、たとえば抗生物質の中にも、鉄剤などと服用しても問題のない薬もあります。心配なときは、薬局にお薬手帳などを持参して、薬剤師に医薬品名を具体的に示し、ご相談ください。

乗り物の酔い止めと、ぜんそくの薬の併用で、手のふるえや動悸《どうき》が起こる副作用が出てしまう例なども知られています。病院で処方された薬を使用しているときは、ＯＴＣ医薬品、サプリメント、健康食品を購入する際に、必ず処方内容を伝え、影響がないかどうかを確認してください。

薬局を上手に活用しよう

医薬品の効果や副作用などの情報は日々更新されており、新しい成分のＯＴＣ医薬品もどんどん出てきています。特に妊婦さんや授乳中の方、高齢者の方、病院で治療中の方などは、市販のＯＴＣ医薬品といえども注意が必要なことが多く、最新の情報をご確認いただく必要があります。

薬局では処方箋でお薬をもらう際に、「お薬手帳」を渡されると思いますが、処方箋医薬品の情報だけでなく、自分で購入したＯＴＣ医薬品、サプリメント、健康食品もすべて記録しておくことをお勧めします。新しいＯＴＣ医薬品などを入手する場合は、それらの情報を薬局で見せ、安全に、効果的に使用できるのか、確認してもらってください。

今、薬局では、地域のみなさんが処方箋の調剤がなくても、気軽にお薬について相談できるよう、取り組みが進められています。ＯＴＣ医薬品を含め、お薬について何か不安なことや相談したいことがあれば、お近くの薬局の薬剤師にぜひご相談ください。

【OTC医薬品はどこで買うのがいいの？】

OTC医薬品を販売しているお店には、薬剤師が常駐して処方箋調剤も行う「薬局」と、主に登録販売者が管理して第2類、第3類医薬品のみを販売する「薬店」があります。

OTC医薬品のみの入手であれば「薬店」でもよいと思いますが、医師による薬物治療を行っている場合は、薬剤師の常駐する「薬局」での相談をお勧めします。

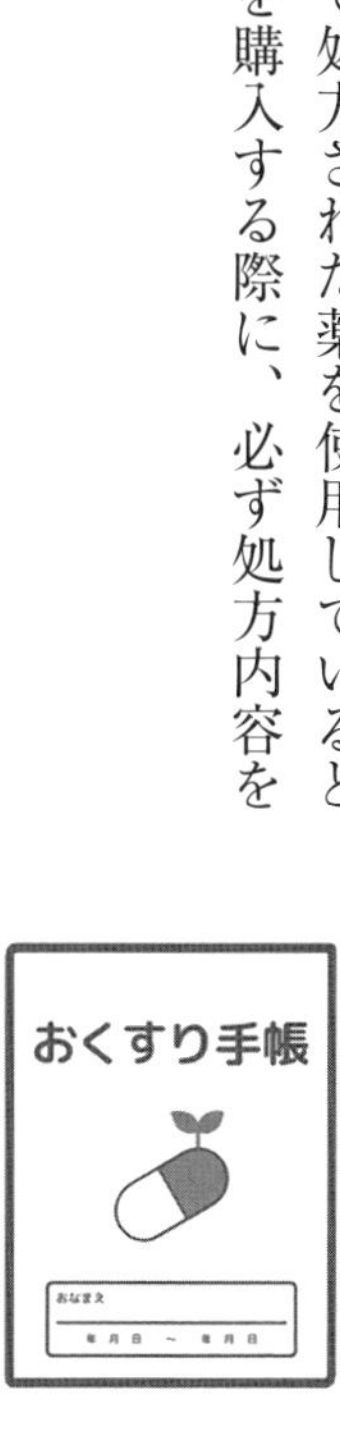

仕事を続けながら受けるがん治療とは？
～陽子線治療と日常生活～

医学部附属西部医療センター看護部　看護師（がん放射線療法看護認定看護師）　杉下　香代

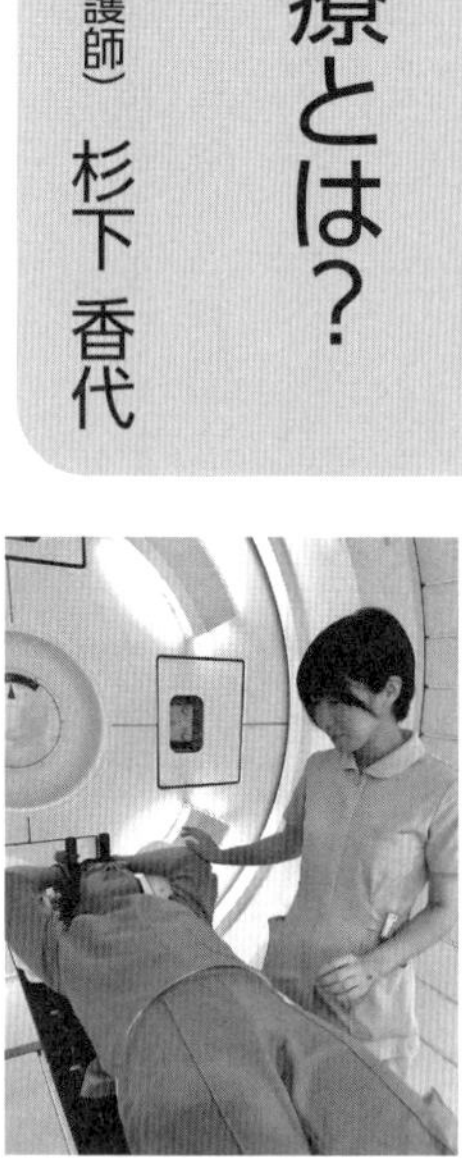

「がん治療＝入院」というイメージの方が、まだまだ多いと思います。しかし、仕事を続けながら治療を受けることができる場合もあります。実際の例を紹介しますので、がんと診断されても最初からあきらめず、働き続ける方法もぜひ検討してみてください。

がん治療と日常生活への影響

「がん」と診断されたらどうなるか、考えたことはありますか？

「頭が真っ白になった」「足元が崩れ落ちるような気持ちになった」「医師の言葉が聞こえなくなった」「どうしていいのかわからなかった」「家族になんて話せばいいのか」など、患者さんによって受ける反応はさまざまです。同じ「がん」という病気でも、最初に診断を受けたときの反応でさえ人それぞれなのですから、「がん治療体験」は、１００人のがん患者さんがいれば１００通りあって当然だと私は思います。

　実際のところ、がん治療体験は、がんの部位や種類、進行度などによってさまざまです。「肺がん」ひとつとっても治療法はいろいろあり、それが日常生活にどんな影響を与えるかは、ひとことでは表せません。


　私はある患者さんの「がんと診断され、陽子線治療を受けることになりそうなので、仕事を辞めてきました」という言葉に驚きを隠せませんでした。この患者さんは「治療が終わったら、また仕事を探します」と続けて話してくれましたが、現在のところ、がん患者さんの再就職は厳しい状況が続いています。ただでさえ、がん治療でストレスを感じる患者さんが、治療後に再就職活動でさらなるストレスにさらされるのはつらいことです。

「入院治療で仕事が続けられない」「通院治療だけど、病院が遠いので仕事を辞める」「治療を受けるときっと体力的にきついから、仕事は続けられないだろう」そんな心配をされるのは当然のことですが、同じがんでも治療法は患者さんによって千差万別です。まずは冷静に医師の説明を聞き、がん治療が日常生活へ具体的にどのような影響を及ぼすのか、知ることが大切です。特に、通院で受けられるがん治療なら、仕事を辞めずに収入を維持し、日常生活の変化を最小限にすることができるかもしれません。

　がん治療は「集学的治療」と呼ばれ、より高い効果を得られるように、放射線療法のほか、手術や化学療法、リハビリなどさまざまな治療を組み合わせて行う

写真1　陽子線の照射装置

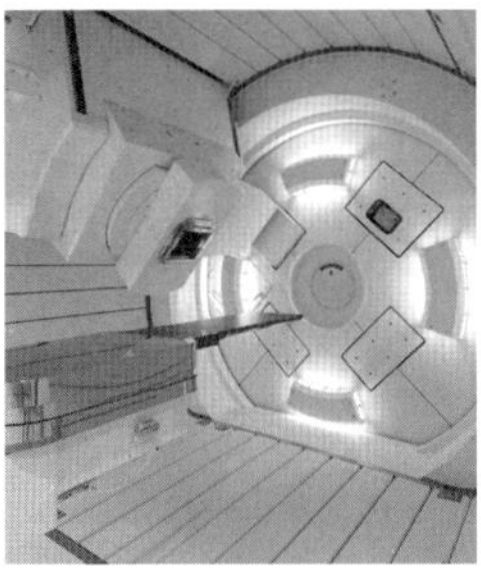

ことが一般的になってきています。その中には通院で済ませることのできるパターンも考えられ、がん患者さんにとっては、時間的・経済的に有利なものになると思われます。

放射線治療の中でも大きな期待が寄せられる陽子線治療

放射線は物を通り抜ける性質を持ち、種類によってその力が異なります。効果が高いとされる陽子線にはさらに、X線などと違い、がん病巣において放射線のエネルギー量がピークになる、という特性もあります。すなわち、陽子線治療には『がんの部分に集中して照射することができる』という利点があります。

集中して照射できるため、照射回数は少なく、治療期間を短くすることが可能で、基本的には通院治療で受けることができます。放射線が脳や腹部に当たれば嘔吐《おうと》、頭部の毛のある部分に当たれば脱毛といった副作用がありますが、陽子線は局所に当てられるため、副作用も少なくなります。X線の通り抜けによる副作用でこれまで治療できなかった病気も、陽子線で治療できるようになってきました。

X線と陽子線を組み合わせて当てる、ということも可能です。X線治療や陽子線治療だけではやっつけられないがんは、手術療法や薬物療法と併せた治療を行うことで、効果が大きくなります。ほかの治療のよいところも活用しながら、副作用を小さくできる陽子線治療には、多大な期待が寄せられています。

がんの根治を目指す根治照射から進行を遅らせる準根治照射まで、陽子線治療

【陽子線の効果の高さ】

X線やガンマ線が重さを持たないエネルギーの波であるのに対し、水素原子から電気の力で加速してつくる陽子線の効果はX線の約1・1倍といわれています。

従来より広く用いられているX線治療とガンマ線治療では、臓器にどの程度当てればがんが消失するのか、正常組織にどのような影響があるのかなどがよくわかっているので、陽子線治療では、これらの知見に基づき、効果や副作用を予測して、治療計画を立てます。

図表1　陽子線はがん病巣でピークになる

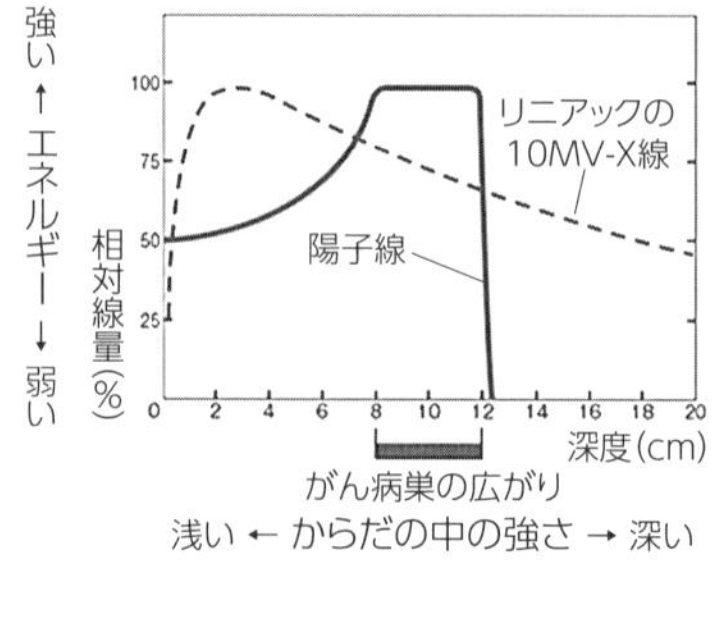

はさまざまな目的に適応できます。多くの陽子線治療はまだ先進医療ですが、一部のがんでは保険診療が認められるようになりました。

陽子線治療の流れ

となると、すぐにでも陽子線治療を受けることができるのか気になりませんか？　陽子線治療を検討したい場合には、どうすればいいのでしょうか？

ある日、初診の患者さんが「今日から治療をしてもらう。だから入院の準備をしてきました」と大きな荷物を持って来院されました。しかし、陽子線治療の利点である『がんの部分に集中して照射する』ためには、いくらかの準備過程が必要で、どれが欠けてもよりよい治療にはなりません。がんの形や、病巣の体内での動き、守りたい臓器の位置など、それぞれしっかりと確認しながら、とても緻密な計画を立てる必要があります。初診の日からすぐに治療、とはなりません。

では、陽子線治療の流れについてご紹介しましょう。

次ページの図表3の黒塗りの部分が、患者さんが参加するイベントです。たくさんの過程がありますが、段階ごとに医療スタッフから説明がありますので、不安になる必要はありません。治療の準備さえ乗り切れば、あとは照射をくり返し受けるだけです。治療中は日常生活でのケアについて、看護師からの説明に耳を傾け実践し、診療放射線技師と相談しながら陽子線治療を進めることになります。

図表2　陽子線はX線のように他組織を傷つけない

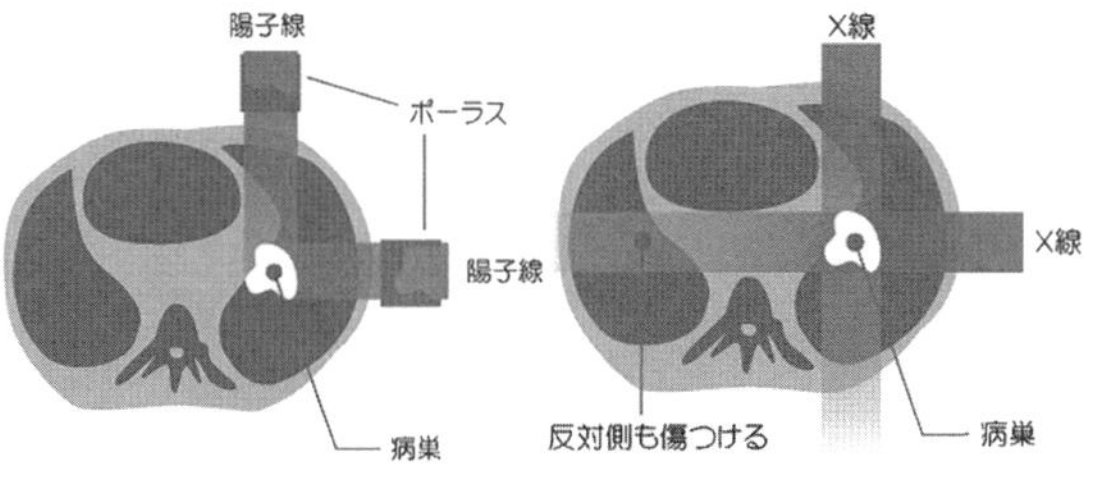

（名古屋陽子線治療センターHPより）

また、日常生活の支障となるような症状が出ていないか、医師の診察を受けて確認します（名古屋陽子線治療センターの場合）。治療の流れがわかれば、仕事や家庭での都合もつけやすくなると思います。

陽子線治療中も仕事を続けるために

陽子線治療は平日に毎日20～30分間行われます。「今日は仕事の都合がつかないから、治療を休みます」となると、患者さんご自身にとってのデメリットとなります。

陽子線治療に限らず、放射線治療は、いつからいつまで一回ごとにどれだけの線量を照射し、いつまでに合計どれだけの線量を照射する、と計算され、最大の効果が得られるよう治療スケジュールが組まれています。「いつからいつまでの期間は、何時から何時までの間、仕事を抜ける」「いつからいつまで計何回の治療予定がある」と、仕事を続けるためにも治療スケジュールを上手に生活の中に取り入れていくことが必要です。うまく治療と仕事を両立できた事例を2つ、ご紹介します。

【治療スケジュールを把握し、職場と共有する】

前立腺がんと診断されたAさん（50代男性）は、市内の会社に勤める営業職です。治療前から会社と相談し、毎日病院と会社の往復に約1時間と照射時間の30分間を確保することができました。また、営業職ということで、治療中はお客さ

図表3　陽子線治療の流れ

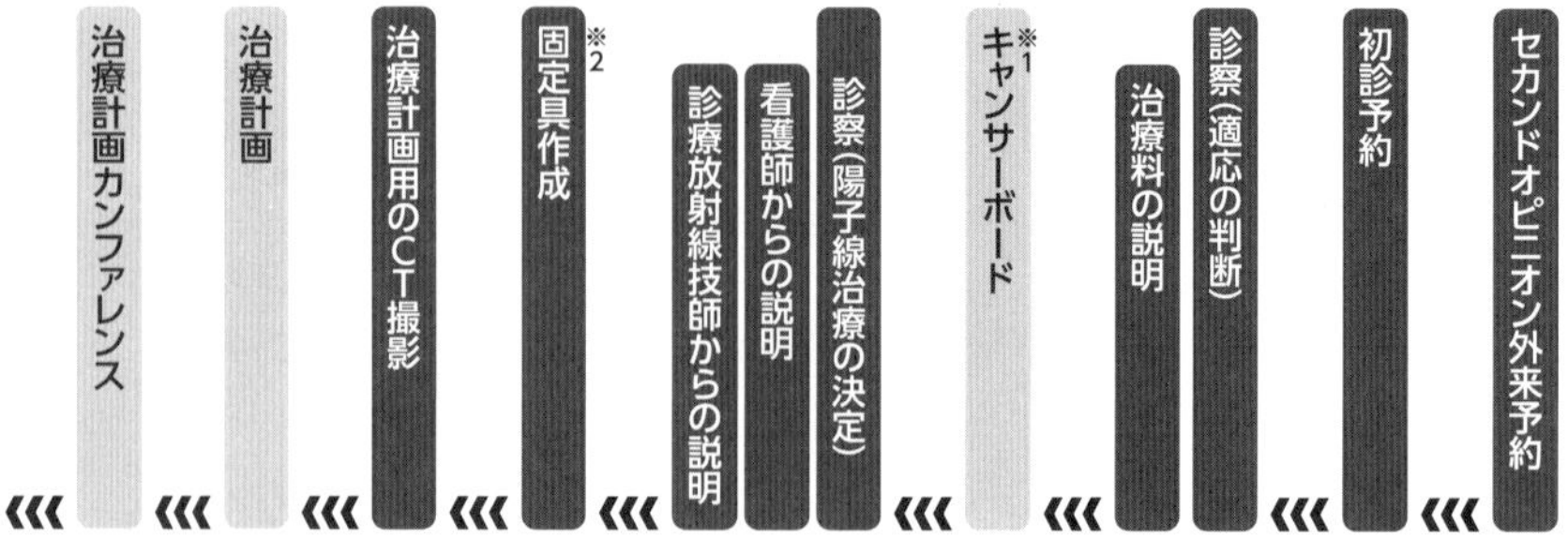

セカンドオピニオン外来予約
初診予約
診察（適応の判断）
治療料の説明
※1
キャンサーボード
診察（陽子線治療の決定）
看護師からの説明
診療放射線技師からの説明
※2
固定具作成
治療計画用のCT撮影
治療計画
治療計画カンファレンス

まからの連絡に対応できない可能性があることを会社に伝え、あらかじめクレームにならないよう対処していました。

治療前から治療スケジュールを把握し、会社と調整することで、仕事への影響を最小限にすることができ、予定通り治療を終えることができました。


【治療の時間帯を相談する】


肺がんと診断されたBさん（60代男性）は、病院から約1時間離れたところで自営業をしています。家族を支えるために仕事を続けたいという希望がありましたが、通院だけでも往復2時間かかるため、仕事をたたむべきかと悩んでいました。

そこで看護師や診療放射線技師へ相談し、治療時間をなるべく夕方の枠に確保することにしました。こうして仕事を続けながら、治療を終えられました。

このように、医療者との調整で仕事を続けることができる例もあります。まずはなんでもご相談ください。

陽子線治療で必要なケア

日常生活ケアについても同様です。陽子線治療は副作用の少ない治療といわれていますが、副作用がゼロというわけではありません。

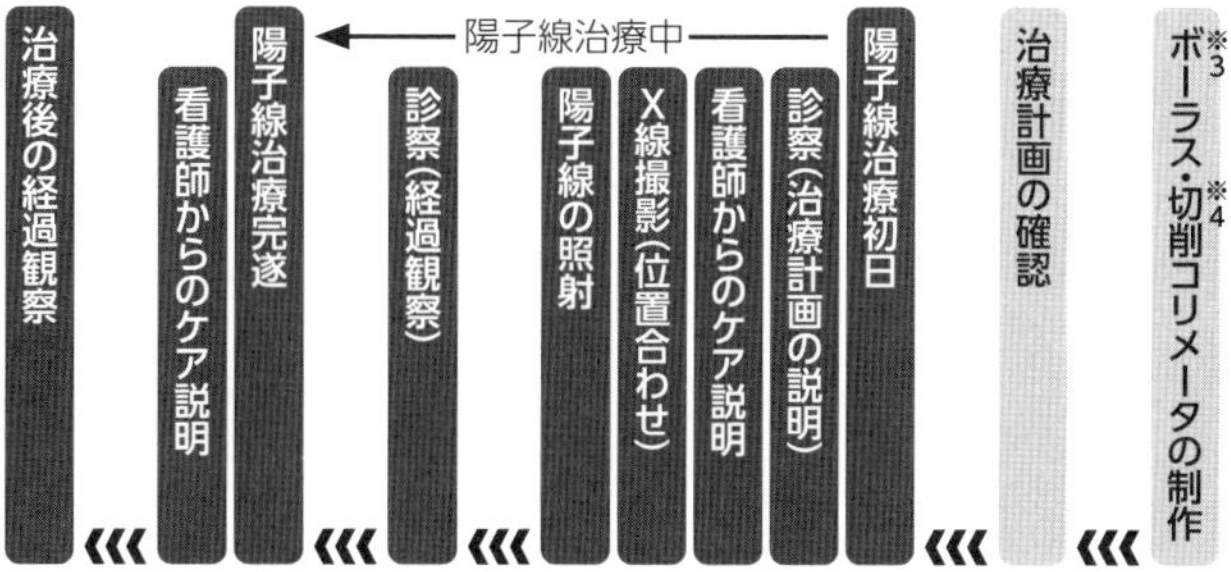

※1 キャンサーボード
多職種の医療者が患者の状態や治療方針について共有・検討などを行うこと。

副作用は、症状が出る時期により2つに分けられます。

①早期有害事象：陽子線治療を開始してから、治療をすべて終了して3カ月程度までの期間に起こる症状

②晩期有害事象：治療完了後3カ月程度から数年後の間に起こる症状

早期有害事象は、患者さんが適切な日常生活ケアを行うことで軽く済むことがわかっています。患者さんご自身がケアを実践することを「セルフケア」といいます。医師や看護師は副作用が出る時期やその程度を予測し、患者さんがどのような日常生活を送られているかを踏まえて、可能なセルフケアを看護師が提案します。

患者さんと医療スタッフがタッグを組んで、早期有害事象の対策をし、予測よりも症状を軽く抑えられれば、仕事や家庭での生活をより円滑に送ることができるでしょう。どんなセルフケアがあるか、事例をご紹介します。

【照射した部位を圧迫しない】

前立腺がんと診断されたAさん（50代男性）は事務職で、毎日椅子にすわって長時間過ごします。しかし、陽子線治療では、前立腺全体に放射線が照射されるため、会陰部への過度な刺激や圧迫は避けることが求められます。長時間、椅子にすわっているAさんには、1時間に1回は椅子から立って、会陰部の圧迫を解除するよう提案しました。

※2　**固定具**
治療がなるべく同じ体位で行えるよう、治療部位を固定する道具。

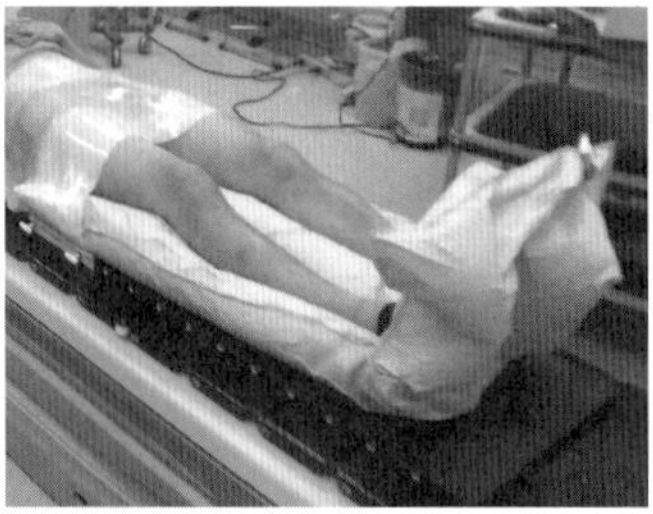
前立腺がんの患者用固定具。
足の形、体の形に合わせて固定する

※3　**ポーラス**
陽子線が余分な場所に当たらないよう、深さを調整するため治療機械に取りつけるもの。

※4　**切削コリメーター**
しぼりの役割をするもので、治療機械に取りつけるもの。

【影響が出そうな皮膚を守る】

肝臓がんのBさん（70代女性）は、畑で野菜を育てています。もともと汗かきで、毎日の作業中に、胸の下に汗をかくことが多いと話されていました。

しかしBさんには、肝臓への照射により、皮膚への影響が強めに出ることが予測されました。汗が皮膚への刺激となってしまうことや、しゃがんだときに皮膚同士がこすれあうことは、問題と考えられます。

そこでBさんには、照射部分の皮膚を圧迫しないようゆるめの下着を着用し、汗を吸い取るための綿ガーゼのハンカチなどを皮膚にあてておくことや、汗をかいたら早めにシャワーを浴びていただくことを提案しました。Bさんは注意事項を守り、畑仕事を続けながら最後まで治療を受けることができました。

一方、晩期有害事象は、正常な細胞の数が減りすぎてしまい、機能低下が起きて生じる症状です。いったん出た症状は治りにくく、症状を和らげる対症療法を早めに行う必要があります。治療中に行っていたケアを続け、異常を早く見つければ、軽く済むことが多い

図表4　前立腺がん患者さんの日常生活ケア例

起こりうる有害事象		セルフケア
排尿障害	頻尿	排尿回数が多くなること。 •治療前の排尿回数（昼間・夜間）を把握し、治療開始時より排尿回数を記録することで変化が現れたのかを確認する。
	尿意切迫感	尿意を感じてからすぐに排尿したくなること。 •定期的に排尿できるよう外出時でもトイレの位置を確認したり、尿漏れの恐れがある場合は一時的に尿取りパッドの使用を検討する。
	残尿感	排尿後も膀胱内に尿が多く残ること。 •排尿終了時に下腹部を手で軽く圧迫することでしっかり排尿できるようにする。
	尿閉	尿意があるが排尿できないこと。 •かかりつけの泌尿器科へ相談・受診する。
放射線皮膚炎		陽子線が当たる部分の皮膚炎（赤み、熱感、かゆみなど）。 •照射野の皮膚は、1日1回鏡を見て状態を観察する。 •照射野の皮膚は、弱酸性の石鹸泡でやさしく洗浄し40℃までの湯で流す。
その他		•なんらかの症状が出現したら医療者へ報告・相談する。 •医師に有害事象の経過予測について確認する。 •サウナや熱い湯での入浴を避ける。 •長時間の自転車は避ける。 •排便状況を確認し2日に1回は排便があるようにする。 •飲酒・喫煙を避ける。 •食事は刺激物（香辛料、にんにくなど）を避ける。 •痔核・痔瘻（じろう）がある場合は変化に注意する。

といわれています。

ここで大切なのはセルフケアだけでなく「セルフチェック」です。陽子線治療を開始するときには、医師から必ず、どのような症状に注意するべきか説明があります。この内容は同意書にも記載されますので、あとから確認もできます。「あれ？この症状は陽子線治療によるものなのかな？」と異常に気がついたときには、陽子線治療科を受診しましょう。

治療に対する質問や疑問は自分の中だけで解決しづらいことが多く、ケアの判断や対処を間違わないためにも、ぜひ相談できる窓口をご利用ください。がん拠点病院には、患者さんのさまざまな不安や悩みに対応するための窓口が設けられています。西部医療センターの場合は、がん相談支援センター、がん看護外来、ピアサポートがあります。ハローワーク名古屋中のスタッフも定期的に来院し、がん患者の就職支援相談に対応しています。詳細は病院へお尋ねください。

ライフスタイルにあった治療を選択しましょう

あなたのお仕事は、時間や仕事内容を調整できるものですか？　あなたの職場には、治療に協力してくれる人間関係がありますか？　職場を不在にする治療期間中にだけ、仕事を代わってくれる人はいるでしょうか？

図表5　名古屋陽子線治療センターの治療成績：肝細胞がん

2019年10月開始分まで

ア　治療人数　463人

イ　再発件数

	局所（照射した場所）	領域（同一臓器内）	遠隔（離れた臓器）
再発件数	25件	233件	65件
非再発率	94.6%	49.7%	86.0%

ウ　生存率

	1年	2年	3年	4年	5年
生存率	98%	90%	83%	80%	73%

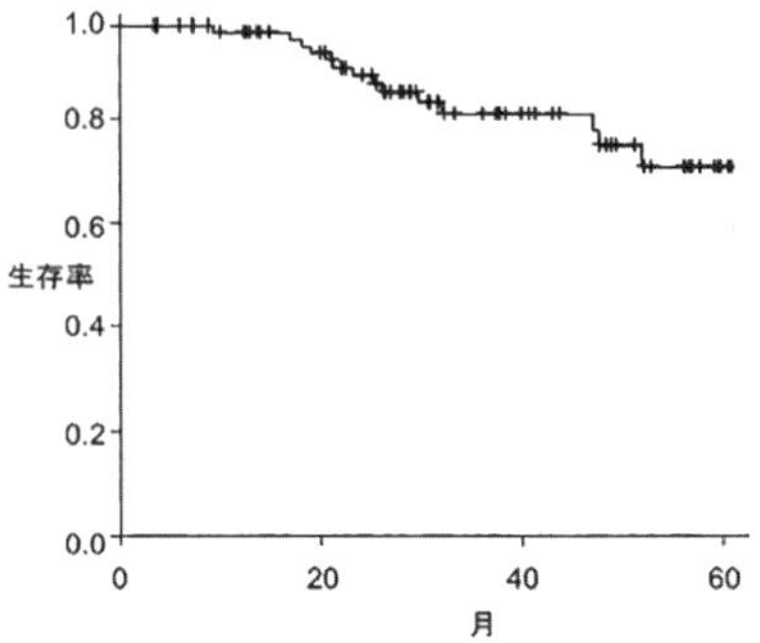

（名古屋陽子線治療センターHPより）

がんは2人に1人がかかる時代です。時代の変化に伴い、がんや治療とうまくつきあいながら過ごせるような治療法も増えてきました。自らのライフスタイルに合った治療を見つけられれば、治療と仕事の両立ができるかもしれません。職場での調整が難しい場合には、病院の医療ソーシャルワーカーが相談に応じます。

仕事には給料を得るだけでなく、やりがいや生きる意味を感じる要素もあると思います。「仕事を続けながらがん治療を受けたい」と治療の選択に迷ったときは、ぜひ陽子線治療を検討してみてください。

図表6　名古屋陽子線治療センターの治療成績：肺がん

2019年10月開始分まで

ア　限局性肺がん(主にI期)

(ア)　治療人数　74人

(イ)　再発件数

	局所(照射した場所)	領域(同一臓器内)	遠隔(離れた臓器)
再発件数	3件	3件	10件
非再発率	95.9%	95.9%	86.5%

(ウ)　生存率

	1年	2年	3年	4年	5年
生存率	96%	90%	84%	81%	81%

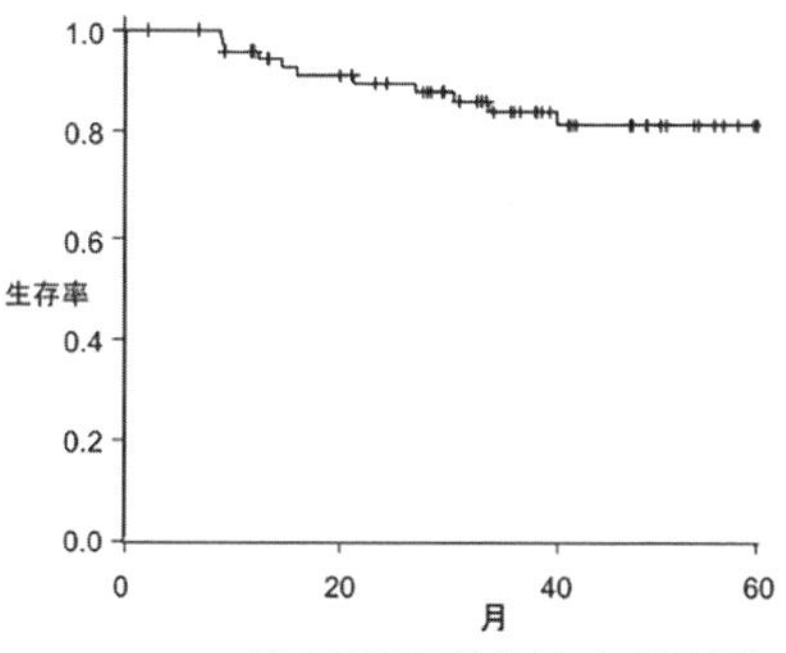

(名古屋陽子線治療センターHPより)

最期の最期まで自分らしく生きる

名古屋市立大学病院看護部　看護師長（がん看護専門看護師）　佐橋　朋代

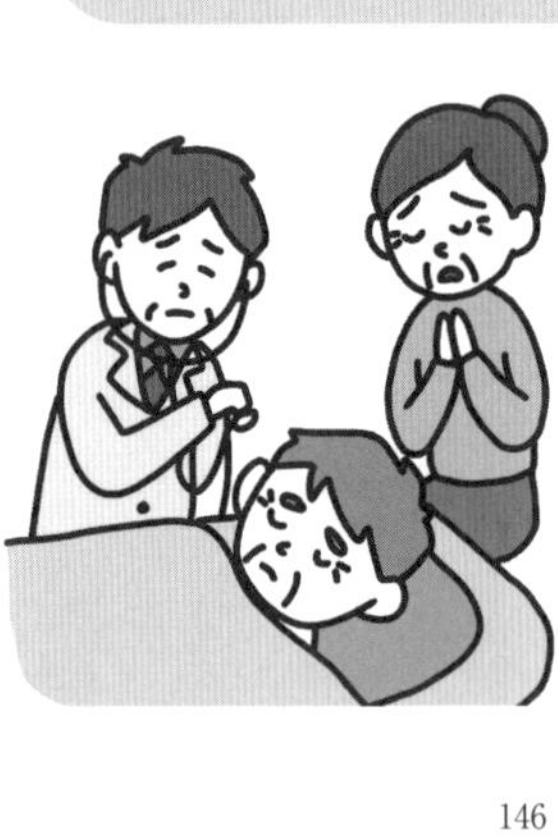

どんな最期を迎えたいか、最期にはどんな医療を受けたいか、考えたことはありますか？もしものときにご家族が困らないよう、元気なうちに話し合っておきましょう。看護師の見た実例を交えながら、お話しします。

最期の最期まで自分らしく生きるとは？今、病院で起きていること

最期の最期まで自分らしく生きたい。ご家族や周囲の親しい人も、その人らしく生きて欲しいと願っていることでしょう。

人生の最終段階において、病院では、医師らからその人の病状や治療方針に対する情報の提供と説明がなされ、それに基づいて患者さんが看護師らと話し合いを行い、ご本人による意思決定を基本としたうえで、医療・ケアを進めるようにしています。

しかし、時にはご家族や医療者が戸惑うようなことも起きます。ある事例を見てみましょう。

「「ピンピンコロリでいきたい」鈴木さん」

60歳代の男性、鈴木（仮名）さん。日頃から「延命治療はイヤだなあ。ピンピンコロリでいきたいね」と妻に話していました。

鈴木さんは自分のことは自分で決めて、自分でやりたいタイプで、亭主関白な面もありました。妻は鈴木さんの発言を「夫らしいなあ。人に世話をされるのががまんならないんだろうなあ」と思って聞いていました。

ある日、ひとりで自宅にいたときに鈴木さんは倒れました。ご自分で救急車を呼びましたが、救急隊が到着する頃には意識を失っていました。病院に運び込まれた後も意識は戻らず、気管内挿管をされ、人工呼吸器が取りつけられました。

病院に到着した妻は、鈴木さんの姿を見て、「ピンピンコロリでいきたいね」と言っていた姿を思い出しました。「主人は、延命治療はイヤだと言っていました。治療を止めてください」と医療スタッフに伝えたのですが…。

さて、ここで「延命治療」とは何か考えてみましょう。延命治療とは、一般的には「なんらかの治療行為を行わなければ死に至るはずのものを、生きながらえさせるための治療」とされています。具体的な治療内容としては、心肺蘇生、人工呼吸器や人工透析、終末期の点滴や栄養補給などがあります。

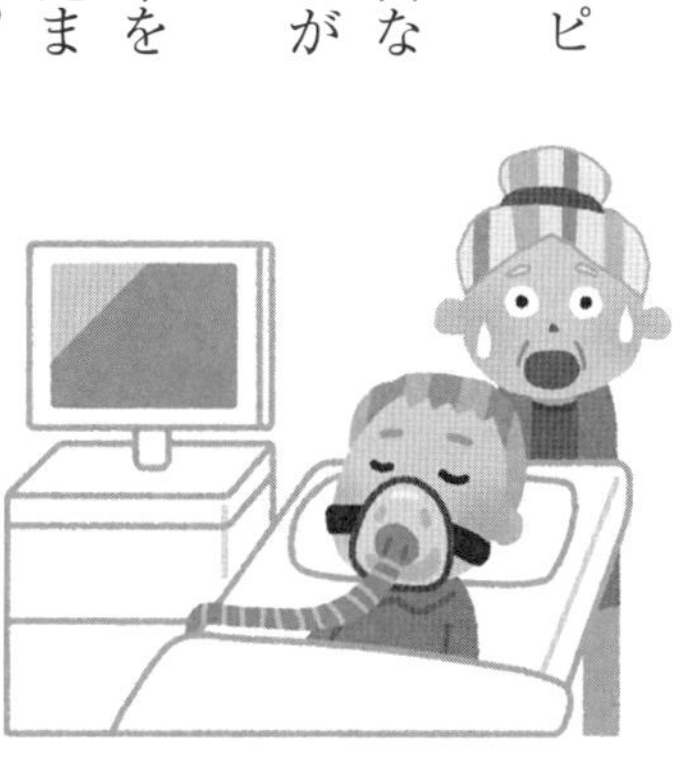

では、鈴木さんはどのような治療内容をイメージして「延命治療」と言われていたのでしょうか。鈴木さんはご自分で救急車を呼ばれていますから、なんらかの治療を希望していた、とも考えられます。

奥さんが「治療を止めてください」とおっしゃったのは、まだ治療を開始したばかりのこと。鈴木さんは脳梗塞でしたが、まだその診断も出ていない時点のことでした。治療の中断をすることに、私たち医療スタッフは戸惑いました。病態の診断がつく前の鈴木さんは、まだ治る可能性を否定しきれないのです。


では、鈴木さんの言われていた「延命治療はイヤだ」という言葉は、どう捉えたらよいのでしょう。鈴木さんご自身は、本当に今現在の治療を希望していないのでしょうか?

そこで看護師が奥さんに、鈴木さんが具体的に「延命治療」についてどのようにおっしゃっていたかお尋ねしました。奥さんが思い出せるのは「延命治療はイヤだな」と言っていたことだけでした。具体的にはどんなことがイヤで、どんなことならして欲しいのか、鈴木さんの言う「延命治療」が何か、誰もわかりません。

医療スタッフに治療の中止を申し出ることは、鈴木さんの命をここで終わらせることです。奥さんは、ご自分で鈴木さんの命を左右する決断をすることが不安になってしまいました。鈴木さんは意識を取り戻すことなく、３日後に亡くなりました。

医療方針は誰が決める？

意思決定能力のある患者さんは、医療チームの助けを受けながら、自分の医療ケアについて自分で決めることができます。[※1]「意思決定能力」は、聞き慣れない言葉かもしれません。

意思決定能力とは、

①自分の意思を伝えることができること

②関連する情報を理解していること

③選択した理由に合理性があること

とされています。

つまり意思決定能力があるということは、周囲からの情報を理解して、自分がどうしたいかを考え、それを人に伝えることができる、ということです。人は朝起きてから、どの服を着て、朝食に何を食べるか、今日何をするのか…たくさんのことを自分で決めています。当たり前のように、意思決定をしているのです。

病気になったときにどんな治療を受けるのか、もその延長線上にあります。しかし、自分のことを自分で決める、そんな日常的なことができないケースを、病院では見かけることがあります。ご自分で意思決定ができない場合や、意思を伝えられず周囲の人が本人の意思を確認できないケースです。

※1　厚生労働省のガイドラインでは、「人生の最終段階における医療・ケアのあり方は、医師などの医療従事者から適切な情報の提供と説明がなされ、それに基づいて医療・ケアを受ける本人が多専門職種の医療・介護従事者から構成される医療・ケアチームと十分な話し合いを行い、本人による意思決定を基本としたうえで、人生の最終段階における医療・ケアを進めることが最も重要な原則である」とされています。

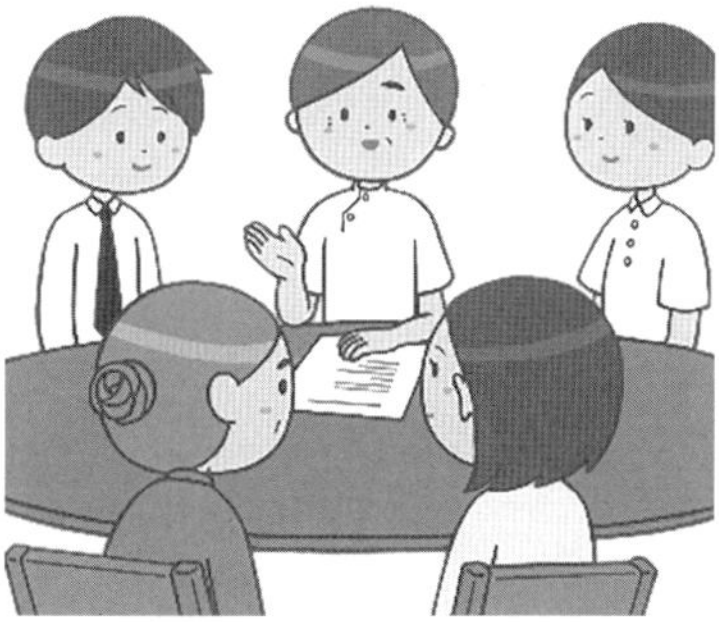

本人の意思が確認できないケース

先ほどの鈴木さんのように突然意識がなくなり、ご本人の意思が確認できない場合があります。事故など頭部のケガによる脳挫傷《ざしょう》や、脳梗塞・脳出血・クモ膜下出血などで、意識障害を起こした状態です。心筋梗塞など心臓の病気によって心肺停止し、脳への血流や酸素の供給が一時的に途絶した場合や、脳腫瘍、脳炎・髄膜炎などによって、意識がなくなることもあります。

また、意識があっても、認知症などで意思確認ができない場合があります。認知症は、脳の動きが低下し、記憶力や理解力、判断力、行動力などにさまざまな障害が現れて、日常生活に支障をきたした状態です。時間や場所・名前などがわからなくなったり、筋道を立てた思考ができなくなって判断力が低下することがあります。

認知症の方とお話をしていると、話があちこちに飛ぶということがあります。話が飛びすぎて、しまいには何を話していたかわからなくなってしまうのです。実例をひとつ、ご紹介します。

［話が飛びすぎてまとまらない渡辺さん］

80歳代の男性、渡辺（仮名）さんは、奥さんに先立たれひとり暮らしでした。近所に娘さんが住んでおられましたが、入院前まではお元気で、自分で買い物に

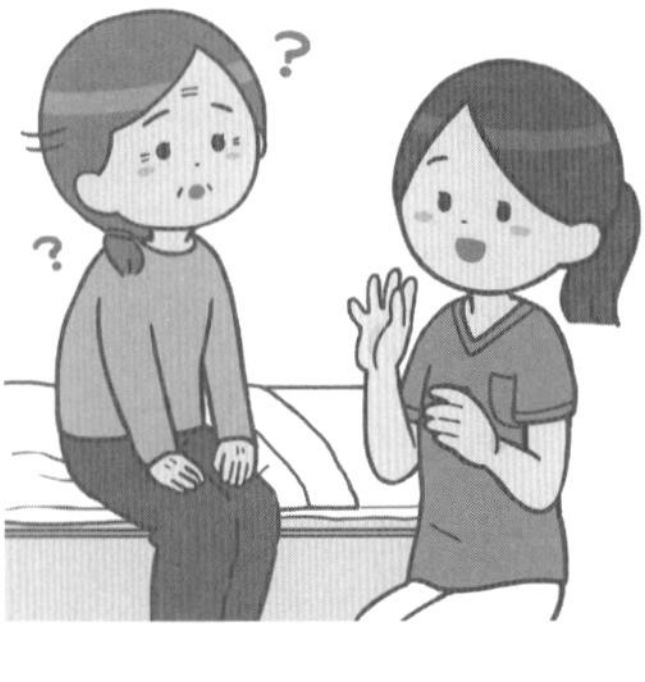

行き、食事を作り、掃除洗濯などもこなしていました。

ある日渡辺さんは、突然血を吐き、病院に運び込まれました。食道がんが見つかったので入院していただくことになり、いろいろな検査が終了したところで、治療方針を決めるため、娘さんを病院にお呼びしました。

医師、看護師、渡辺さん父娘で話し合い、医師から今後の治療についての説明がなされ、どの治療を選択するか相談していたときのことです。娘さんが「ご飯が食べられなくなっても困るしね」と言うと、新潟県出身の渡辺さんは「新潟の人は米を大事にするからな。米を一粒たりとて残したりしない。一緒に食事をすると、新潟の人かどうかが一目でわかる」と新潟人のお米愛について語り出し、それが延々と続きました。途中、娘さんが「お父さん、今はそんな話していないから」と止めても、「お前は新潟のことをよくわかっとらん！」と、お米の話が止まりません。

看護師が割って入り、治療の選択についての問いかけをすると、渡辺さんはきょとんとするばかり。話し合いをいったん中止せざるを得なくなりました。

認知症の人は、認知症が進行しても昔のことはよく覚えている傾向にあります。逆に、現在話している内容は一部しか頭に残らず、直前に話したことが記憶に残るので、話が本題からそれていってしまうのです。

人生の最終段階における医療・ケアを、本人による意思決定を基本に進めようというときに患者さんがこのような状況だと、十分な話し合いが難しくなる場合

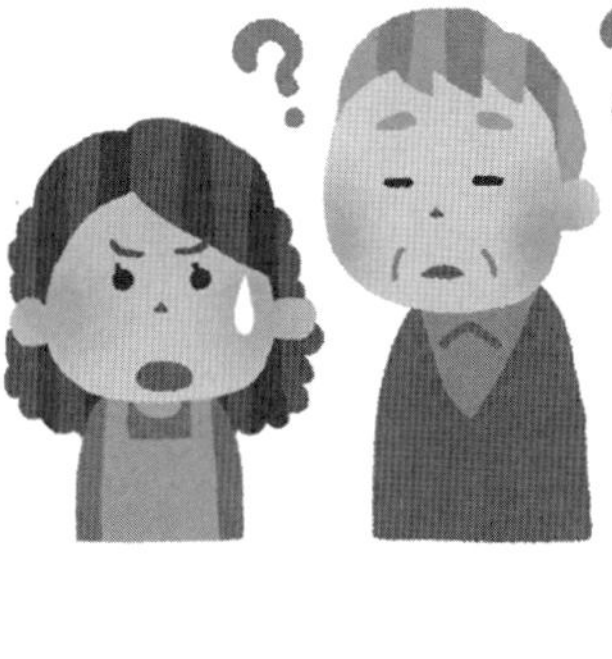

があります。今話していたことを忘れることなんて、自分にはないと思われるかもしれませんが、65歳以上の高齢者の約7人に1人が認知症といわれる時代です。決してひとごとではありません。

本人の意思確認ができない場合の治療方針はどう決めるのか

では、意識がなくて意思確認ができない場合や、認知症で意思決定ができない場合には、どのようにして治療方針を決定するのでしょうか。厚生労働省のガイドラインでは、本人の意思が確認できない場合、次のような手順により、医療・ケアチームで慎重な判断を行う必要があるとしています。

①家族などが本人の意思を推定できる場合には、その推定意思を尊重し、本人にとっての最善の方針をとることを基本とする。

②家族などが本人の意思を推定できない場合には、本人にとって何が最善であるか、本人に代わる者

図表1　65歳以上の認知症患者の推定者と推定有病率

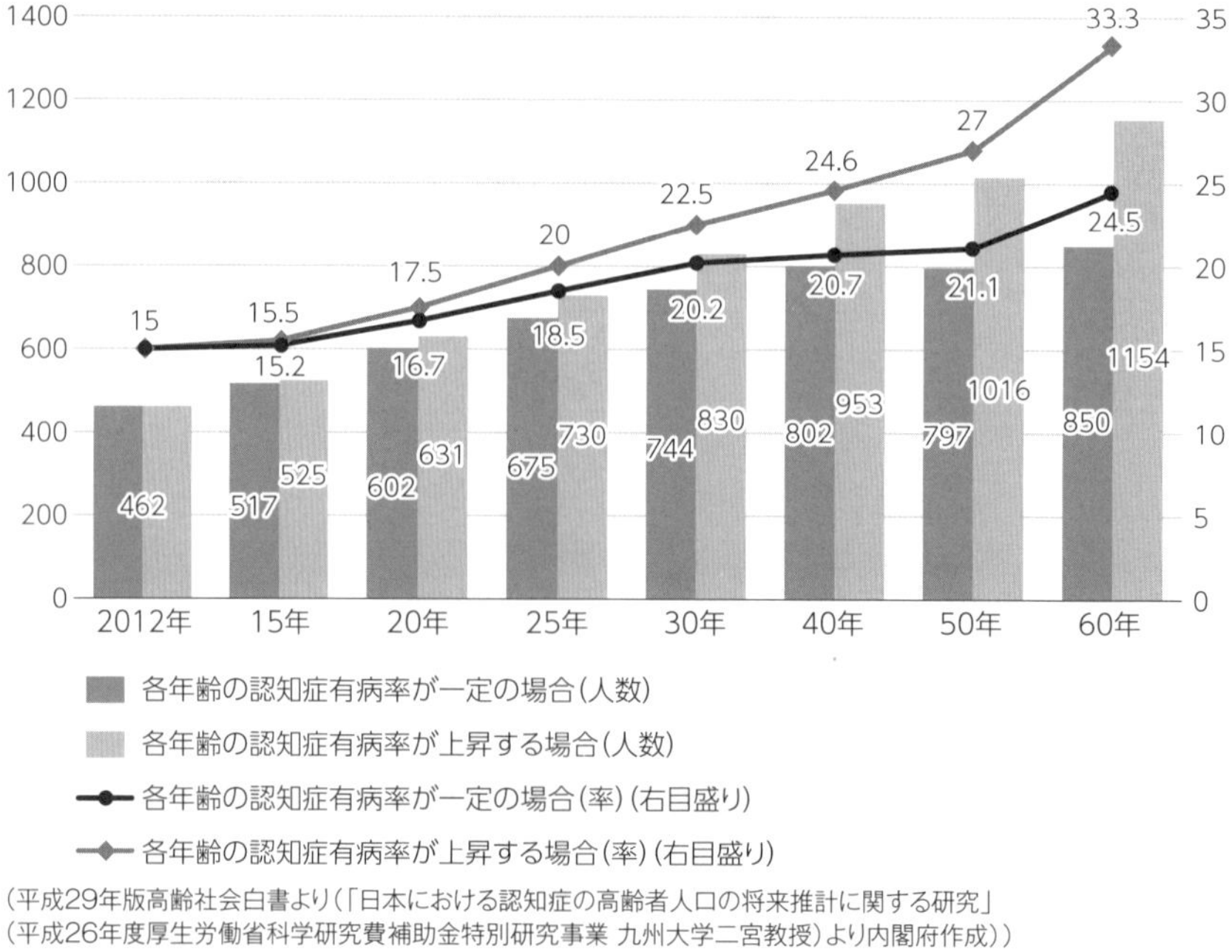

（平成29年版高齢社会白書より（「日本における認知症の高齢者人口の将来推計に関する研究」（平成26年度厚生労働省科学研究費補助金特別研究事業 九州大学二宮教授）より内閣府作成））

として家族などと十分に話し合い、本人にとって最善の方針をとることを基本とする。時間の経過、心身の状態の変化、医学的評価（医療ケアが妥当かどうかの判断）の変更などに応じて、このプロセスをくり返し行う。

③家族などがいない場合や、家族などが判断を医療・ケアチームに委ねる場合には、本人にとって最善の方針をとることを基本とする。

④このプロセスにおいて話し合った内容は、その都度、文書にまとめておくものとする。

最初に登場した鈴木さんの場合は、事前に奥さんとの話し合いがあったため、①の「家族などが本人の意思を推定できる場合」に当たります。本人が意思表示できないときには、もし患者さんが話せる状態であれば何と言うかを「ご家族など」が考え、それを患者さん自身の声を代弁する「推定意思」として尊重する、ということになるのです。

ここでいう「ご家族など」とは、〝その人が信頼を寄せ、人生の最終段階を支える存在である人〟を指します。法的な意味での親族だけでなく、より広い範囲の人（親しい友人など）を含みますし、複数人存在することも考えられます。

ただ、鈴木さんの奥さんの場合、終末期医療について具体的には鈴木さんと話し合っていなかったため、鈴木さんの意思を代弁することに不安になってしまいました。

図表2　本人の意思確認ができない場合の治療方針の決め方

①推定意思を尊重し、本人にとって最善の方針をとる
②本人の意思を推定できる人がいない場合は、その時々の状況に応じて、本人にとって何が最善かを医療者と家族などが話し合う
③家族などがいない場合、判断できない場合は、医療者が本人にとって最善の方針を考える
④話し合いの内容は文書にまとめて保存する

認知症の渡辺さんのように、一見すると本人の意思決定は難しいと思われるような場合でも、医療者は本人の意思を尊重します。その人の認知能力に応じて、理解できるように説明したり、身振り手振りや表情の変化から意思を読み取ったりする努力を最大限に行います。

渡辺さんの娘さんは、渡辺さんの意思がはっきり確認できない中、治療方針を決めることに不安になり、困ってしまいました。このような場合は、ご本人が治療についてどのように理解され、どのような医療を希望されているのか、どうにかして聞き出すよう試みます。

そこで話し合いの日以降、入浴介助のときや散歩のつき添いの際などと、場所や時間を変えながら、看護師が渡辺さんと話をしました。その結果、「どの治療を選択するか」について、渡辺さんの答えを会話から引き出すことはできませんでしたが、「今後どんな暮らしがしたいか」「家に帰りたいか」については答えが出ました。渡辺さんは娘さんを大切に思っていて、「家に帰りたい」とおっしゃったのです。娘さんと再度話し合い、渡辺さんは娘さんの家に帰ることを選択されました。

今、家族と話しておくこと

終末期医療なんてまだまだ先のこと、そう考えがちです。しかし、もしものときに大切な家族が困らず、自分らしく生きるには、※2どのような医療を望むのか。考えておくことは大切です。

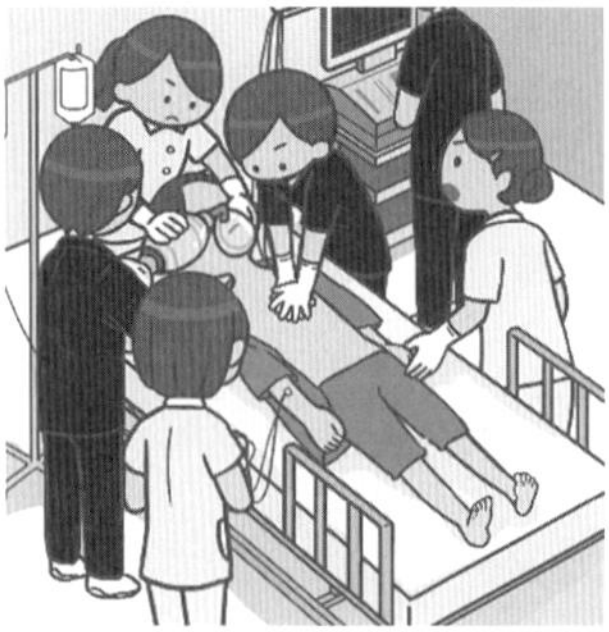

※2　人生の最終段階における医療・ケアの決定プロセスに関するガイドラインでは、「時間の経過、心身の状態の変化、医学的評価の変更などに応じて、本人の意思は変化し得るものであることから、医療・ケアチームにより適切な情報の提供と説明がなされ、本人が自らの意思をその都度示し、伝えることができるような支援が行われることが必要である。この際、本人が自らの意思を伝えられない状態になる可能性もあることから、家族なども含めて話し合いがくり返し行われることが必要である」とされています。

もしものときに備えて、ご家族で話し合いを持ちましょう。その際、病院でどんな延命治療が行われるのか知っていれば、治療内容をイメージしやすく、より具体的な話し合いができるかと思います。

病院で行われている〝延命治療〟について、少しご紹介します。

なんらかの理由で突然、心臓や呼吸が停止した場合には、「心肺蘇生法」や人工呼吸器の装着などが行われます。心肺蘇生法は、気道確保、人工呼吸、除細動、胸骨圧迫心臓マッサージを含む救命処置です。人工呼吸器は、自力で呼吸することが困難な患者に、口から管を入れて装着し、強制的に呼吸を促すものです。

あなたの様態が急に悪くなったとき、ご家族や周りの人は救急車を呼ぶでしょう。救急車の目的は命を救うことにあり、呼べば救急救命措置が施されます。必要に応じて心肺蘇生法も行われます。

では、もし救急措置を希望されない場合には、どうしたらよいのでしょうか？東京消防庁のホームページには、「終末期の傷病者が、家族や医師などと話し合って自宅での看取りなどの意思を固めていても、慌てた家族などから救急要請があった場合、救急隊は救命を主眼とするため、現行の体制では傷病者の意思に沿うことができないことがある」と記載されています。救急措置を希望されない場合は、落ち着いてかかりつけ医に連絡しましょう。前もってかかりつけ医や在宅医と相談しておけば、自宅などでのお看取りができる場合もあります。

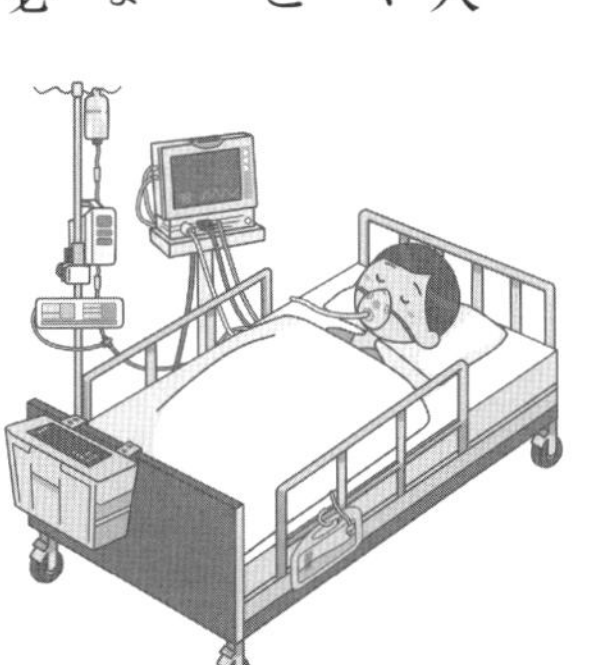

救急車を呼ぶべきか迷ったときには

救急車を呼んだほうがいいのか迷うときには、お住まいの地域によっては、都道府県や市町村の救急相談窓口（愛知県は県救急医療情報センター052-263-1133）や、総務省消防庁の救急安心センター事業（#7119）が利用できる場合があります。

救命処置のあとの措置としては、飲み込む力が低下したなどの理由で、口から食べられない人への対処としては、「人工栄養法」があります。人工栄養法には、点滴で栄養補給をする方法と、鼻から入れたチューブや胃ろう[※3]から栄養剤を注入する方法とがあります。点滴で栄養補給をする高カロリー輸液は、首などの太い静脈から注入します。

人工栄養法で栄養を補給しなければ、尿の回数が減り、体が衰弱していきます。手足が冷たくなり、眠っている時間が長くなったり、声を掛けても目を覚まさない状態になることもあります。そのまま栄養補給をしないと、看取りへとつながっていきます。しかし、口から食事を摂ることが楽しみで、その楽しみを奪われてまで長生きしたくない、と拒否される方もいらっしゃいます。

ご家族などが代弁者として意見を求められる場面もあるわけですから、ご自分の考えを大切な人たちに伝えておくことが大切です。周りの人が困らないよう、具体的な話し合いが必要です。

※3 胃ろう
胃に通じる小さな穴をおなかの壁に開けて、胃の中に直接流動食を入れられるようにすること。

病院で行われている意思確認

名市大病院では、入院患者のみなさんに、下記のような質問をして、病気についての意思確認を行っています。

・病気の説明（告知を含む）はどの程度聞きたいですか？
・病気の説明（告知を含む）を聞きたいのはどなたですか？

ご自分が自らの意思を伝えられない状態になったとき、主治医が誰に相談してほしいか ・名前　・あなたとの関係　・連絡先
終末期になったときにどこで過ごしたいか。 ・自宅　・医療機関　・施設
終末期になったときに、どんな治療を望むか ・心肺蘇生法　・人工呼吸器の装着 ・点滴で栄養補給をする高カロリー輸液 ・鼻から入れたチューブや胃ろうから栄養剤を注入

・ご自身の意思を表示した書類・カードなどを持っていますか？
・病気の説明についての考え方や、ご自身の意思表示（書類やカード）[※4]の内容について、誰かに伝えてありますか？
・病状によりご自身が意思表示できない場合は、どなたに意思決定をお願いすればよろしいでしょうか？

ご本人が意思表示できる状態であれば、このような内容を入院時にお答えいただき、ご本人やご家族、医療者で話し合うための情報として、カルテに記載しています。しかし、入院のときに意思表示ができない場合があります。そのような事態に備え、ご家族などと話し合っておくことをお勧めします。

※4 病院の用紙では、臓器提供意思表示カード、尊厳死宣言書、輸血拒否宣言書類などを持っているかをお聞きしています。

「尊厳死宣言書」は、日本公証人連合会で作成する公正証書です。このほかに、日本尊厳死協会が公開している「尊厳死の宣言書」や「私の希望表明書」、国立長寿医療研究センターによる「終末期医療の事前指示書」などの書式があります。

これらに法的拘束力はありませんが、ご家族や医療者に意思表示するには有効で、意識がない場合には「推定意思」として尊重されます。

執筆者プロフィール

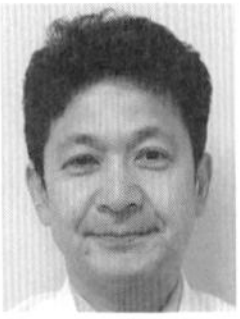

瀬尾 由広　せお よしひろ

92年筑波大医学専門学群卒業。12年名古屋市立大循環器内科准教授を経て、19年より同大医学部准教授。専門は、循環器内科学、特に心不全、弁膜症、超音波医学。日本超音波医学会奨励賞、日本心エコー図学会教育功労賞などを受賞。

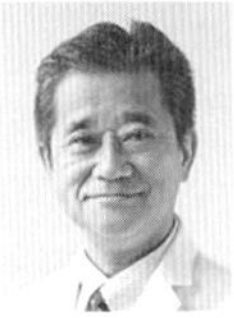

須田 久雄　すだ ひさお

85年佐賀医科大医学部卒業。09年名古屋市立東部医療センターを経て、17年より名古屋市立大医学部教授。専門は、成人心臓血管外科、特に動脈瘤、虚血性心疾患、弁膜症。

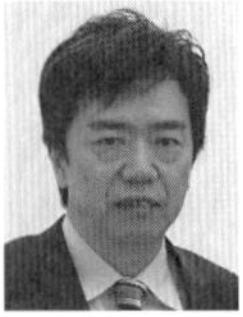

大橋 壮樹　おおはし たけき

86年大阪大医学部卒業。96年亀田総合病院、98年名古屋徳洲会総合病院心臓血管外科部長を経て、04年より同総長。専門は、心臓血管外科。東海地区で初めて植え込み型補助人工心臓、ダヴィンチ心臓手術を行う。大阪大医学部臨床教授。

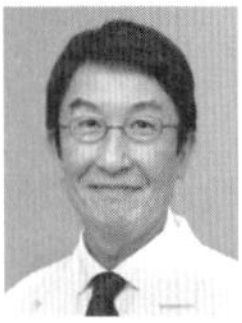

田中 守嗣　たなか もりつぐ

81年名古屋市立大医学部卒業。05年刈谷豊田総合病院外科統括部長、09年同副院長を経て、19年より同病院長。専門は、消化器外科学、肝胆膵外科。

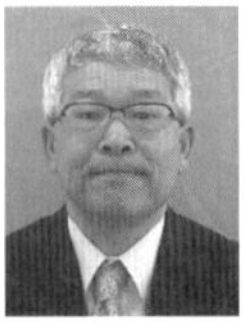

齋田 康彦　さいだ やすひこ

89年名古屋市立大医学部卒業。磐田市立総合病院消化器内科部長・副院長を経て、20年より旭ろうさい病院副院長・内科部長。専門は、消化器内科胆膵分野。

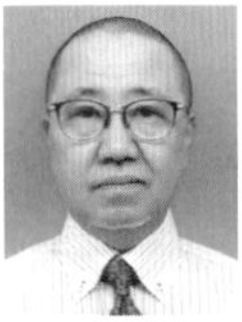

佐野 仁　さの ひとし

89年名古屋市立大医学部卒業。09年岐阜県立多治見病院消化器内科部長・内視鏡部長を経て、16年豊川市民病院副院長・消化器内科部長。20年より名古屋市立大医学部教授。専門は、膵胆道領域の内視鏡治療。

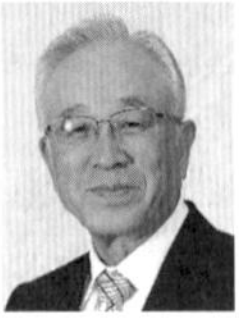

奥田 宣明　おくだ のりあき

76年名古屋市立大大学院医学研究科博士課程修了。名古屋市立大CCU室長を経て、93年より奥田内科クリニック院長。専門は、循環器内科。名古屋市立大学同窓会賞(瑞友会賞)を受賞。著作に『かかりつけ医をもつ』など。

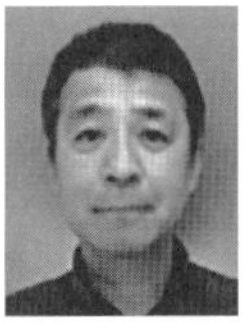

佐々木 昌一　ささき しょういち

85年名古屋市立大医学部卒業。02年厚労省課長補佐、10年名古屋市立大医学部准教授を経て、17年より岡崎北クリニック院長。専門は、泌尿器科学、男性不妊症、排尿機能障害。著作に『診療所のための医科点数表』など。

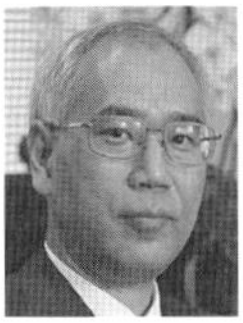

髙橋 智　たかはし さとる

91年名古屋市立大大学院医学研究科博士課程修了。94年WHO/IARC、01年米国国際がん専門所リサーチフェロー、12年名古屋市立大医学部教授を経て、21年より同大医学研究科長・医学部長。専門は、実験病理学、泌尿器病理学。内閣府食品安全委員会専門調査会委員。

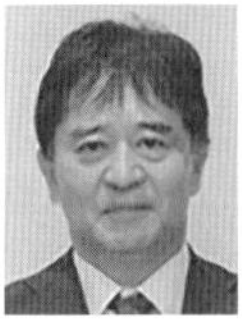

横地 隆　よこち たかし

87年名古屋市立大医学部卒業。87年名古屋市立大医学部第2外科学教室(現腫瘍・免疫医科学講座)入局、関連病院勤務を経て、17年よりミッドタウンクリニック名駅院長。日本総合健診医学会・日本人間ドック学会健診指導医・専門医。日本CT検診学会理事、東海大医学部元客員准教授。

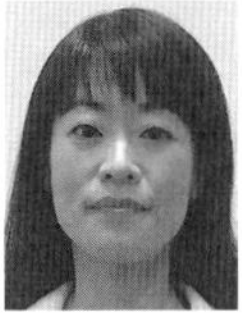

井上 貴子　いのうえ たかこ

04年群馬大大学院医学系研究科博士課程修了。10年ハーバード大医学部postdoctoral research scientistを経て、18年より名古屋市立大医学部講師。専門は、臨床検査医学、肝臓病学、糖尿病・代謝病学。ギリアド・サイエンシズ研究助成プログラム、日本肝臓学会AbbVie Awardなどを受賞。

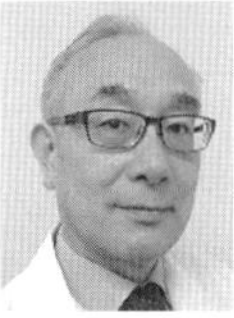

鈴木 匡　すずき ただし

86年京都大大学院薬学研究科博士後期課程修了。ドラッグストア、調剤薬局での薬剤師勤務を経て、09年より名古屋市立大薬学部教授。専門は、医療薬学、医療経済学、薬局管理学。大学では主に、薬剤師臨床教育を担当。

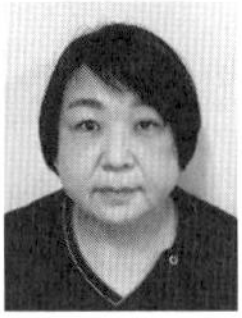

杉下 香代　すぎした かよ

15年久留米大認定看護師教育センター修了。10年名古屋市立城北病院、11年名古屋市立西部医療センターを経て、12年より名古屋陽子線治療センター看護師。現在は病棟に勤務。専門は、がん放射線療法看護、陽子線治療看護。がん放射線療法看護認定看護師。

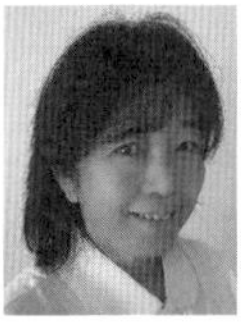

佐橋 朋代　さはし ともよ

11年愛知県立大大学院看護学研究科修士課程修了。13年より名古屋市立大病院看護部看護師長。専門は、がん看護。がん看護専門看護師。

名市大ブックス⑤

医療の知識で自分を守る **心臓・膵臓・前立腺ほか**

2021年4月26日　初版第1刷　発行
2021年6月 6 日　初版第2刷　発行

編　著　名古屋市立大学
発行者　勝見啓吾
発行所　中日新聞社
〒460-8511 名古屋市中区三の丸一丁目6番1号
電話 052-201-8811(大代表)
052-221-1714(出版部直通)
郵便振替 00890-0-10
ホームページ https://www.chunichi.co.jp/corporate/nbook/

印　刷　長苗印刷株式会社
デザイン　全並大輝
イラスト　mikiko

ISBN978-4-8062-0776-4 C0047

定価はカバーに表示してあります。乱丁・落丁本はお取り替えいたします。